全彩圖解

終結 慢性疼痛
的 *14* 堂自救必修課

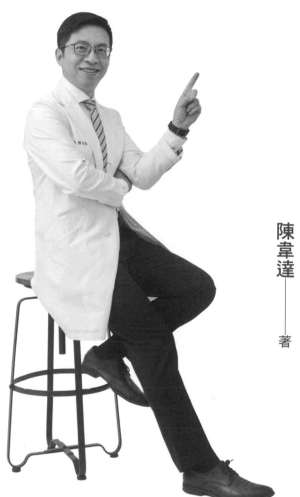

臺北榮總暨國立陽明交通大學醫學院 神經內科教授

衛生福利部基隆醫院 副院長

陳韋達 —— 著

Contents

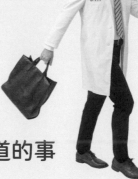

Part 1　關於慢性疼痛，你該知道的事

破解慢性疼痛第1堂必修課

030 不會痛不是超能力，是一種病

慢性疼痛和您想的不一樣

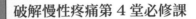

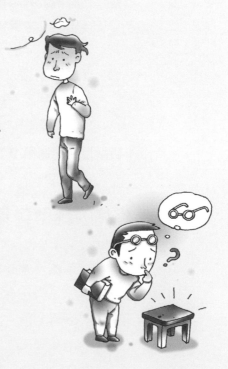

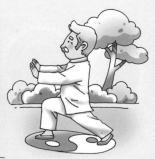

Part 4 ｜ SEEDS 是改善慢性疼痛的關鍵密碼

破解慢性疼痛第 10 堂必修課

156／搞定壓力就是克服慢性疼痛的捷徑

壓力引起慢性疼痛，影響超乎想像

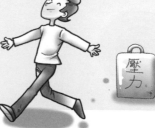

壓力

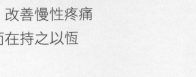

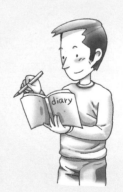

特 別 感 謝
中醫科／復健科／營養科跨科協力止痛

中醫科

龔彥穎

臺北榮民總醫院傳統醫學部部主任
國立陽明交通大學傳統醫藥研究所副教授

● 學歷

國立陽明交通大學醫學系畢業
國立陽明交通大學傳統醫藥研究所博士

● 經歷

2014-2020	台北榮民總醫院傳統醫學部整合醫學科主任
2012-2013	美國俄勒岡州立大學公共衛生學院客座助理教授
2009-2022	國立陽明大學醫學系助理教授
2006-	衛福部健保署爭議審查委員會委員
2001-2002	中國醫藥大學中醫學分班結業
1998-2001	台北榮總傳統醫學部總醫師
1996-1998	台北榮總內科部過敏免疫風濕科總醫師
1993-1996	台北榮總內科部住院醫師

● 證照

中華民國醫師
中華民國中醫師
中華民國內科專科醫師
中華民國過敏免疫專科醫師
中華民國風濕專科醫師
中華民國中醫內科專科醫師

復健科

王柏堯
臺北榮民總醫院復健醫學部職能治療師

- **學歷**

  義守大學職能治療學系

- **經歷**

  臺北榮總復健醫學部職能治療師

- **證照**

  專技高考 - 職能治療師

  甲類輔具評估人員

  長照職能治療師 Level III

  癌症職能治療師 Level III

  著作：《癌症復健跟著做，提升生活好品質》（原水文化）

  《中風復健這樣做，提升自我照顧力》（原水文化）

營養科

吳柏姍
臺北榮民總醫院營養部臨床營養科科主任

- **學歷**

  臺北醫學大學保健營養學系碩士班

- **經歷**

  臺北榮民總醫院營養部臨床營養科主任 112 年 6 月迄今

  臺北榮民總醫院營養師 95 年 9 月 -112 年 6 月

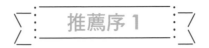

一本找回無痛無憂彩色人生的實用寶典

王署君

國立陽明交通大學醫學院院長 / 講座教授
臺北榮總副院長

　　韋達醫師從住院醫師年代就對疼痛學充滿興趣。還記得那時我剛從美國進修頭痛歸國不久，國內的頭痛醫學正在萌芽。查房時，韋達會問我許多觀察入微的問題，例如：「這個慢性頭痛的病人說他頭痛大痛有九分，怎麼表情看起來不像很痛的樣子？」「慢性頭痛會不會是一種人格異常？不然這些病人怎麼個性都有點兒像？」。隨著慢性疼痛的臨床研究進展，這些有趣的問題大致都有了答案，但韋達仍持續不斷地透過臨床、研究與教學，鞭策自己在這個領域成長精進。

　　韋達也是一個很有創意很有文采的人。行醫過程中，我們一起創新發想，完成了許多重要的偏頭痛研究，發表在頂尖的學術期刊。同時，韋達可以把艱澀的研究成果，用淺顯易懂的語言，透過演講或文筆，解釋給非專業人士聽。他還常創造各種口訣，教導年輕醫師牢記各種疼痛疾患的診斷標準，至今一直被延用。韋達在擔任台灣頭痛學

會理事長期間，還有一大創舉，就是舉辦全國性的「偏頭痛繪畫比賽」與「偏頭痛創意影音大賽」，喚起國人對偏頭痛的重視與關懷。

更難得的是，面對受盡折磨、失去耐心的慢性疼痛病人，韋達總能用他一貫的正能量與溫和語氣，鼓勵病人持續治療、落實日常保健。難怪每次經過他的門診，都發現病人滿滿的笑容走出診間。還記得在他出國進修期間，護理師都被病人問煩了：「請問陳醫師什麼時候回來？」

迫不及待讀完本書，我想說的是，這本書就像我認識的韋達，「專業、創意、有溫度」。我確信，這本書的問世，能幫助更多病人走出慢性疼痛的黑暗幽谷。尤其第 10 堂必修課「壓力」，是精華中的精華，韋達從身、心、靈三層面解構壓力與慢性疼痛的關聯，不管你有沒有慢性疼痛，讀完本章，能幫助你面對各種壓力更自信、更從容，並應用書中的實用技巧，將壓力轉化為鞭策人生的正面助力，而不是加重疼痛的負面因子。我也很推薦第 12 堂必修課的「核心快走法」，有效率地結合心肺與核心運動，若能循序漸進、養成習慣，相信有助大家遠離疼痛。第 13 堂必修課的飲食策略，除了以抗發炎飲食為架構，還針對有增肌、減重、腸躁症等特定需求，提示調整的重點。總之，這是一本實用的寶典，祝福大家都能無痛無憂、尋回彩色人生！

推薦序 2

破解慢性疼痛的 14 堂必修課，
讓你健康有活力

劉秀枝

前臺北榮總一般神經內科主任
國立陽明交通大學臨床兼任教授

陳韋達醫師從在臺北榮總當見習醫師時就表現亮眼，看著他不停成長，一路從住院醫師到主治醫師、教授，目前是基隆醫院副院長，不論是臨床、研究、教學或行政都非常傑出。如今他在繁重的工作下，撰寫這本《終結慢性疼痛的 14 堂自救必修課》，佩服之餘，更強力推薦這本好書。

很榮幸有機會閱讀原稿，厚厚的一疊一打開就欲罷不能，一口氣讀完，且讀 3 遍。他的自序十分吸睛，原來韋達醫師在強烈壓力下，也曾得過「纖維肌痛症」！除了現身說法，還把各種慢性病痛、病人治療成功後的感謝與回饋、看診的小叮嚀、實用的口訣以及最新醫學知識等，在書中詳細介紹剖析，極易吸收瞭解。

前言就給讀者一個正確觀念：慢性疼痛不是痛，是一種苦，和壓力高度相關，而且多數的慢性疼痛不是來自身體組織的損傷，而是來自大

腦的過度保護作用。我讀到這裡，眼睛一亮，好奇心大發，手不停地翻頁往下讀。

每個章節的標題都強而有力，書中處處是重點，如「急性疼痛來自身體，慢性疼痛來自大腦」；叮嚀疼痛患者在就診前，先以「LQQ OPERA」做好描述症狀的功課，才不會讓醫師花費更多時間去釐清症狀，反而減少了治療的時間；面對慢性疼痛，從 SEEDS 開始；纖維肌痛症的五大核心症狀「一痛、二累、三失眠、四健忘、五憂鬱」，有助於澄清它被稱為「公主病」的誤解；慢性疼痛藥物治療的 10 大迷思等等，不勝枚舉。

我以前就是韋達書中提到的「許多醫師不喜歡看纖維肌痛症」，因此讀到書中病人對痛的各種陳述、釐清與否認等用詞，不禁莞爾。而對於慢性疼痛常有共病且多樣化，有可能遊走於精神科（情緒障礙或失眠）、腸胃科（大腸激躁症）、神經科（不寧腿症候群）及泌尿科（膀胱過動症）等，需要醫師詳細、耐心的問診，才能通盤瞭解、正確診斷與處置，我也深有同感。

難能可貴的是，除了韋達本人豐富的臨床經驗，還結合了不同領域的專家，如職能治療師的「核心快走法」、營養師的「抗發炎飲食」，以及傳統醫學的中醫觀點與療法等。

不論是否有慢性疼痛，相信每個人都會從本書獲益良多，打造出健康活力的生活，並學會壓力管理，有痛治療，無痛強身。

推薦序 3

雨後書香，疼痛之音：友人的善意提醒

陳亮恭

臺北市立關渡醫院（北榮經營）院長
國立陽明交通大學醫學系特聘教授

一個悶熱午後，雨水洗淨忙亂工作的喧囂，也洗滌了內心的浮躁。來自大學同學韋達的提醒，我進入《終結慢性疼痛的 14 堂自救必修課》的旅程。

肩頸的痠痛，從清晨開始累積，逐漸蔓延成頭痛並帶來煩躁。手捧《終結慢性疼痛的 14 堂自救必修課》，我彷彿握住了一顆閃爍智慧光芒的寶石，韋達的文字與他的人一樣，帶著詩意的語調、獨特的視角，引領我走進欣賞疼痛的新世界。

疼痛，不只是肉體的折磨，更是身心靈狀態的整體表現，自然也非止痛就能消除疼痛。韋達以一種療癒的能量，透過文字的傳遞，撫慰著受慢性疼痛之苦的讀者心靈。

疼痛，並非磨難，而是引領我們走向自我覺醒的老師。疼痛，也像是一位引路人，帶領我們去體會生命的變化與律動。細細品味《終

結慢性疼痛的 14 堂自救必修課》，如同韋達想要傳遞的，疼痛並非敵人，而是時時善意提醒的朋友。它提醒我們生命的可貴，也提醒我們以同理心對待自己的身心。韋達對生命的熱愛及與疼痛相處讀者的共情，從字裡行間流淌而出，引領我們以寬廣的心胸面對疼痛，並以全人的視角與之相處。

從醫療科學的角度來看，疼痛是複雜的神經電流與傳導物質的作用，無論生理因素為何，疼痛的發生不常是單一成因，因此，解決之道自然也非單純的止痛。韋達反覆提醒讀者，我們應當視疼痛為一種語言，去理解它所要傳遞的訊息。而非一味地去消除它。

這本書不僅介紹疼痛的知識，更啟發我們以同理心、包容心對待生命中可能出現的各種痛苦，提升身心靈的韌性。韋達以溫潤而優雅的文采，敘說著令人焦慮不堪的疼痛，但又在字裡行間散發出療癒的力量，撫慰著每一個面對疼痛的心靈。

《終結慢性疼痛的 14 堂自救必修課》邀請我們從表象的疼痛走入內心的探索。它不僅是關於疼痛的，更是關於生命的。韋達的智慧，不僅在於對疼痛的專業知識，更在於他對生命的深刻洞察。

讀完本書，忙亂終日所積累的頭痛已不翼而飛，放鬆的情緒與閱讀的愉悅更舒緩僵硬的肩頸，平日難以靠止痛藥克服的疼痛竟悄然而逝。啊！原來這就是朋友所給的善意提醒啊！

各界專業推薦

身為骨科醫師，接觸過許多慢性下背痛的病人，不是所有人都可以靠手術解決。所謂「上醫醫未病之病」，陳醫師和北榮團隊這本書不只從臨床分享如何改善慢性疼痛，更從生活各層面教導大家打造「無痛體質」，實用易讀，期待本書能喚起國人對慢性疼痛的重視，大家都能遠離疼痛。

陳威明

台北榮民總醫院 院長

國立陽明交通大學醫學院骨科教授

慢性疼痛是最擾人的症狀之一，常令病患與醫師們頭痛不已。此書累積神經醫學專家陳韋達副院長／教授二十多年的臨床寶貴經驗，結合最新的醫學研究文獻，提供讀者最正確且即時的衛教知識，絕對值得仔細閱讀。

許惠恒

國家衛生研究院 副院長

前台北榮民總醫院與台中榮民總醫院院長

從痛覺神經生物學的觀點，這本書內容豐富、深入淺出，涵蓋了醫學新知，與醫師親身的經驗，相當值得閱讀。了解疼痛才能戰勝疼痛！治療慢性疼痛需要有「全人、全方位」的觀念，這是一本給疼痛醫師培訓的經典，也是陳韋達醫師給慢性疼痛病患的最佳衛教禮物！

陳志成

中研院生醫所特聘研究員兼副所長
台灣疼痛研究學會理事長

自 序

我終結了慢性疼痛，相信你也可以！

2010 年 7 月，我在台北榮總的神經內科擔任主治醫師，很榮幸能獲得獎學金的資助，和家人前往美國波士頓哈佛醫學院進修兩年。行前，親友的踐行、同事的歡送，還有許多病人的祝福與勉勵，我都面帶笑容、感恩的收下，但是，那段出國前後的時光，也是我人生中壓力最大的時候。

除了每天半夜和時差 12 小時的波士頓那邊有聯絡不完的事情，要跟老師的實驗室聯絡、要安排住居、安排醫療保險、還要安排兒子的就學等等。除了語言的隔閡，導致聯絡卡卡，更別提美國人超級會休假的，好不容易電話打通，卻是代理人告知不在。而白天在榮總的臨床、研究與教學等各種任務，一樣也沒少。

我突然發現，每天這樣像陀螺般快轉一段時間後，自己開始失眠、這裡痠、那裡痛，而且疲累到不行。不但怎麼睡也睡不飽，每天頭重腳輕，而且整個人變得很不快樂。那時，我幫自己安排了一些抽血化驗，但是結果都很正常。

還記得出發前的一次門診，我忍著疼痛和疲勞上陣。一位老榮民例行回診拿藥，問護理師怎麼沒有幫他預掛下一次的號，在得知我要出國進修兩年，當場老淚縱橫，衝回診間，伸著羸弱顫抖的手臂，上面還刺著「肅清共匪」，邊拭淚邊哽咽說著：「醫官，我可能等不到你回來了，但你一定要努力為國爭光！」當下，我忍不住壓力潰堤，行醫過程中第一次在病人面前流淚失態。

　　我是一個不喜歡驚喜的人。但是，踏上美國領土後的前幾個月，每天「驚喜」不斷。不是兒子的夏令營忘了安排，就是疫苗證明不完備要補檢驗、更別提和銀行、社區管委會打交道的種種鳥事。到波士頓滿月那天早上，我起床發現一顆牙齒的補綴掉了，臨時請假約了社區牙醫的診。還好，不到十分鐘，牙齒就順利填補完畢。沒想到，一看帳單，要自付 200 美元，下巴差點沒掉下來。原本還想到進修的麻省總醫院掛號看看為什麼這陣子身體累到不行而且到處痛，這帳單讓我念頭全消。

　　來美三個月後,我和太太的進修逐漸上軌道,兒子也適應了學校。我突然發現,自己的全身疼痛,好像好了一點,雖然還是常常被疲累感淹沒,但至少可以睡得比較好了。

　　一天,我到實驗室討論研究結果,大家閒聊起運動。老師問我,平常做什麼運動?我答:「偶爾慢跑。」

　　「跑多遠?」一位同事好奇地問。平常跑操場 4、5 圈當運動的我順口答道:「大概 1500 ～ 2000 公尺吧!」結果發現,在場許多同事忍俊不禁。孤陋寡聞的我事後追問,才知道每年在波士頓舉辦的馬拉松是全球最具歷史、最負盛名的公路賽跑賽事。「在波士頓提到慢跑,沒人只跑這種距離的啦!」

　　被刺激之後,我開始養成慢跑的習慣。租屋社區旁有個漂亮的湖,繞一圈大約 5 公里,從一開始半走半跑,幾個月的堅持之後,我可以一口氣跑完。在波士頓慢跑,真的是一大享受,氣候乾爽適合跑步不說,四季變換之下的湖光山色,真的是撫慰了一位異國旅人的不安定感。就在堅持規律跑步後的半年,我突然發現,困擾我好一陣子的全身痛、疼累感、頭重腳輕、失眠等等,都不藥而癒,憂鬱的心

情也一掃而空。我不會再因生活中突發的驚喜而煩悶，也能開始享受國外生活的點滴幸福。在波士頓那兩年，正是哈利波特大紅大紫的年代。為了鼓勵兒子英文閱讀，我和兒子約定好：他每看完一本哈利波特，我們就跟著進電影院追一集。到今天，我還清晰記得兒子看完每場電影後一臉的興奮和滿足。

　　隨著疼痛醫學的進展與臨床經驗的累積，回國後，我才發現，自己進修前後那段日子的不明酸痛與疲累，應該就是壓力所引發的「纖維肌痛症」，隨即展開十年與此病有關的慢性疼痛臨床研究。為了管理壓力，我持續運動與健康生活，也終於在 50 歲時，成功解鎖人生初馬。

　　儘管纖維肌痛症對各位來說相當陌生，其實，每 100 人中，至少就有兩、三人是纖維肌痛症。除了持續三個月以上的身體多處疼痛，纖維肌痛還會帶來疲累、失眠、憂鬱與記憶力退化，可說是一種常見而且影響身心各層面的慢性疼痛。即使沒聽過纖維肌痛症，各位身邊應該不乏長期肩頸痛或下背痛的人吧？總之，這些慢性疼痛影響全球 20% 的人，雖然不會致命，但卻大幅影響個人生活品質與國家

生產力。更重要的是，慢性疼痛多數都可以有效的治療，沒有人應該受此無盡的折磨。因此，各種藥物與非藥物治療，不論有無醫療實證支持，都有許多門診的病人甘願花大錢尋求解脫。

每每面對這樣的病人，我都花時間、花心力跟他們好好病解，就像留聲機般，一次又一次地重複播放。然而，即使在門診說上千遍、上萬遍，能幫助的病人畢竟有限，再加上慢性疼痛近年雖受國外醫界、學界的廣泛重視，但國內相關的中文原著資料還很少，因此，動筆寫本書，就成了我的初衷。

「青春才幾年，疫情就三年。」從三年前起心動念起草這本書，我就在因緣際會下轉職衛福部基隆醫院擔任副院長而投入防疫，這本書，也隨之擱置。今天，這本書的完成，我要感謝天、感謝所有投入防疫的醫護與大家。疫情順利退散後，我才能有一點心力完成一項人生夢想清單。

其次，我要謝謝和我一起完成本書的臺北榮總團隊，包括復健部王柏堯職能治療師，我們一起發想出「核心快走法」這種適合慢性疼痛、結合有氧同時強化核心的日常運動，更感謝柏堯協助拍攝動靜態

影音，讓大家充分瞭解核心快走如何進行。

謝謝傳統醫學部的龔彥穎主任，他從中醫的觀點，解構傳統醫學如何透過體質調理與各種手法來治療慢性疼痛，讓本書的內容更加完整。

謝謝營養部的吳柏姍主任，從營養師的專業，教大家如何從吃改善發炎體質、增肌減脂來遠離疼痛。對於合併腸躁症的慢性疼痛病人，她還教大家如何進行目前最熱門的低腹敏飲食。

當然，我還要感謝老婆和一雙兒女的支持與體諒，允許我缺席一些聚會與陪伴，投入本書的寫作。還有，兩位跟隨我多年的助理何沛儒、林依柔小姐的種種協助，讓本書順利完成。原水文化出版社的潚文主編與小玲總編，沒有你們的鞭策與不離不棄，本書可能還在天上打轉無法落地。

企業家兼投資人納瓦爾・拉威康特說過：「要寫一本好書，你必須先成為那本書。」我從這本書的種種實踐中，自己走出了慢性疼痛。相信，你也一定能！

慢性疼痛和你想的不一樣！

慢性疼痛影響全球 20% 的人，雖然不會致命，但卻大幅影響個人生活品質與國家生產力。慢性疼痛帶來的衝擊，更是身、心、靈全面性的。許多病人甚至覺得，慢性疼痛的折磨比失去生命還難受。

其實，慢性疼痛多數都可以有效的治療，而我想告訴你的是：「慢性疼痛和你想的不一樣！」

首先，慢性疼痛它不是痛，是一種苦，和壓力高度相關；其次，多數的慢性疼痛不是來自身體組織的損傷，而是來自大腦的過度保護作用；再者，慢性疼痛吃止痛藥不但無效，還可能有反效果，唯有打造健康的生活型態才能揮別疼痛。

這本書透過 14 堂課來拆解慢性疼痛。第 1、第 2 堂課介紹慢性疼痛的概念以及臨床如何確定診斷。第 3 至第 7 堂依部位介紹各種常見的慢性疼痛。第 8、第 9 堂課簡介各種臨床常用的藥物與非藥物治療，包括中醫等等。第 10 至第 14 堂，則是教讀者如何以 SEEDS（Sleep, Exercise, Eat, Diary, Stress）的架構，打造健康生活型態，也就是遠離慢性疼痛的五大生活須知。

如果你是慢性疼痛病人，我想藉由本書教你，如何配合臨床治療，並利用日記管理，打造全新的健康生活型態，你，一定會好！

　　如果你是慢性疼痛病人的親友，我想藉由這本書，告訴你為什麼他們的身體這麼敏感，連變天也不舒服；為什麼他們的個性那麼敏感，有時難以相處。雖然他們老是被人誤解裝病，但是，你可以成為他們生命中的貴人，領著他們找回彩色人生。

　　如果你從沒聽過慢性疼痛，我也想由藉這個機會告訴你，面對壓力山大的現代社會，如何吃、如何睡、如何運動、如何管理壓力，才能打造一個遠離疼痛的健康體質！

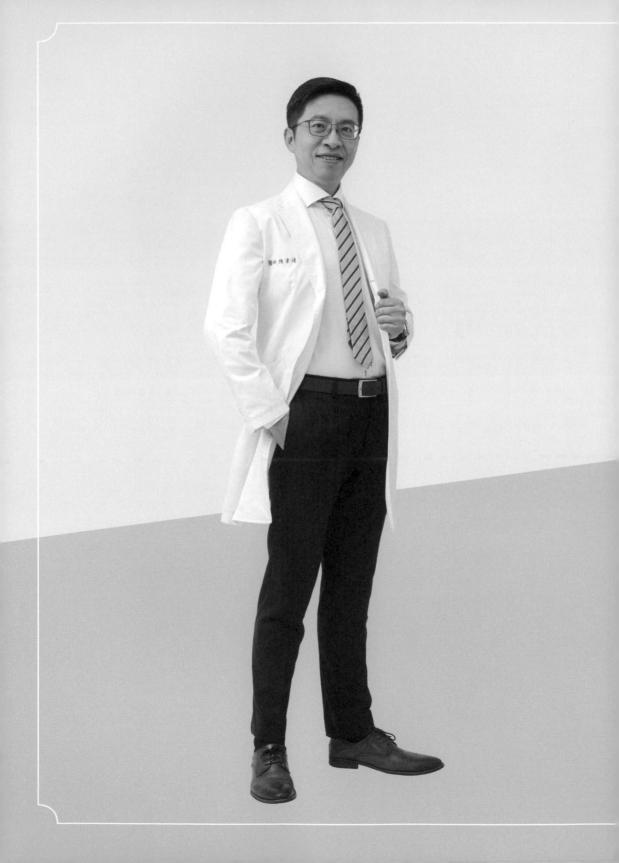

Part 1

關於慢性疼痛你該知道的事

慢性疼痛是一種適應障礙，即使急性損傷威脅已消失，但大腦仍持續不正常地過度警戒，導致人體自發性的疼痛。「急性疼痛來自身體，慢性疼痛來自大腦」。慢性疼痛雖然是一種沒有傷口的疼痛，但可以從 SEEDS 做起，邁向康復之路。

不會痛不是超能力，是一種病 //////

慢性疼痛和您想的不一樣

2021 年有部印度勵志電影《跳痛先生》（The Man Feels No Pain），故事的男主角是一名被診斷出患有「先天性無痛症」的少年，即使被打、被傷害，他也感受不到疼痛。很多觀眾乍看之下，以為這是一種超能力，其實不是。「耐摔、耐打、耐殺，不會痛不是超能力，是一種病。」

跳痛先生因為罕見的遺傳性神經病變，導致他的末梢神經沒有痛覺接受器，因此無法將有害的疼痛訊息往大腦傳送。真實生活中，這種病人雖然感受不到疼痛，但身體卻也因為沒有疼痛的示警，避開可能的受傷風險而處處傷痕，隨時都得留心環境安全而苦不堪言。反之，這個世界上有一大群人，他們的痛覺正常，甚至有點敏感，但長期為疼痛所苦。有些人多年頭痛、肩頸痛、下背痛、甚至全身痛，且四處求醫也找不到疼痛確切的病因。

如果你同樣有慢性疼痛的困擾，先別絕望。要知道，你一點都不孤單。根據美國疼痛醫學科學院的統計，全球有超過 15 億人有慢性疼痛的困擾，相當於世界人口的 20%。慢性疼痛相關疾患，甚至在

全球前十大失能殘疾中就占了四個名額。**就讓本書以 14 堂課來帶你認識、破解、進而克服慢性疼痛！**

一個人說感到痛，這就是痛！

在頭痛門診時，常有病患主訴：「陳醫師，我頭悶悶脹脹的，但不是痛。」我一定會立刻讓他知道，疼痛是主觀的，每個人對痛的理解都不一樣。

根據 1979 年國際疼痛研究協會（International Association for the Study of Pain, IASP）對「疼痛」的定義：「**疼痛是實際或潛在的組織損傷或與其類似的不愉快感受與情感體驗。**」只要有悶脹感不舒服，就是一種痛！（你都來求診了，當然是一種不舒服）病人一聽，這才恍然大悟，之後對疼痛的評估與表述，也就更順暢與精準。

2020 年，距離上述定義敲定的 40 年後，國際疼痛研究協會又對上述定義做了微調。過去對疼痛的定義，是要痛刺激（如引起燙傷的高溫）本身對人體組織有破壞性、威脅性才算，但修訂版從寬認定：**痛刺激本身未必要有組織破壞的威脅性，即使是大腦結構都正常的偏頭痛、或神經肌肉組織都正常但全身都痛的纖維肌痛症等「功能性疼痛」疾患，甚至因為精神壓力所導致的主觀不舒服、不愉快，都從寬**

認定為疼痛。

難怪疼痛專家麥加費利（Margo McCaffery）說過：「一個人說感到痛，這就是痛；他說痛仍在，痛就仍在。」其實，這在疼痛學界，可是一句名言。在我受住院醫師訓練查房時，當病人表情平靜地說著：「我今天頭痛九分（**註：滿分十分，這是一種臨床常用的疼痛嚴重度自評方式**）。」我也常困惑著：「這病人真的有這麼痛嗎？」當時只聽主治醫師說：「我們只能相信病人。」

總之，不是所有人都可以清楚描述或辨識疼痛，有些人可能會用「痠」、「緊」、「脹」、「悶」等字眼，甚至是用「怪怪的」來形容這種不舒服的感覺，只要是「不舒服」，就可以認定是痛。反之，只要病人主動認定是「痛」，就算沒有痛的表情，臨床上我們也認定是痛。

17 世紀的法國哲學家笛卡爾（René Descartes）曾提出一個理論：神經就像一條繩子，當有刺激牽動它時，就會敲響腦中某個疼痛的警鈴。他認為，如果某人的腳遭到火燒，「快速移動的火粒子」將引起騷動，而沿著神經纖維傳遞，一路上行到腦部才停

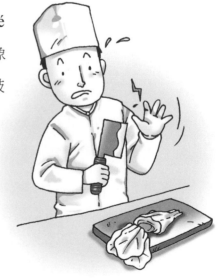

止。直到現代醫學的解構之後，人們才知道，**沒有痛覺受器傳送訊息到大腦就沒有痛！** 當人體受到痛刺激後，會活化痛覺受器的神經元，藉由神經將疼痛的訊號傳遞到脊髓，再傳導到大腦，活化大腦的疼痛網路而產生痛感。

那你一定會想，如果大腦健康但感受不到疼痛這種不舒服的感覺，應該是一件很開心的事吧。事實上，疼痛對於我們人體而言是一種保護機制，讓我們可以察覺身體哪些部位受到損傷，並且能夠及時處理以避免傷害擴大。譬如：皮膚割傷所引發的疼痛、闌尾發炎引起的腹部疼痛等，都是利用「疼痛」的方式來警示我們。若一個人無法感知到疼痛，其生命將會受到威脅。**有疼痛才知道要保護自己，若是感受不到疼痛則會不知道要避開危險。所以，能感受到疼痛對我們而言才是一件好事！**

急性疼痛來自身體，慢性疼痛來自大腦

前面有提到疼痛是一種保護機制，但僅限於急性疼痛時。當身體受到疼痛刺激，傳導到大腦所引發的疼痛感暗示著身體組織正面臨著組織損傷的潛在威脅，同時引導人體迅速避開風險，所以說，疼痛是一種本能的保護機制。

然而，當疼痛持續了三個月以上轉變為慢性疼痛，其實這個時

候，當初造成急性疼痛的組織損傷多半早已癒合或恢復，但是病人仍感到疼痛。聽起來雖然不太合理，但是，目前的醫學研究顯示，慢性疼痛病人的大腦本身，已有結構或功能聯結的改變，這就是所謂的「神經可塑性」。

健康的大腦會適應外界各種刺激，當受到對於生命沒有威脅的刺激時，大腦會適應且習慣這個刺激，就是所謂的習慣化（habituation）。當急性疼痛持續不斷，雖然大腦知道要逃離這種潛在威脅，但當你逃不走又治不好時，長期的疼痛刺激就會誘發大腦的神經可塑性，造成其功能與結構的改變，讓大腦在沒有外在刺激或組織損傷的情況下，也會自發產生疼痛。

換句話說，**慢性疼痛是一種適應障礙。即使急性損傷的威脅已經消失，但大腦仍持續不正常地過度警戒，導致人體自發性的疼痛**。這可視為是大腦的過度保護。因此，「急性疼痛來自身體，慢性疼痛來自大腦」。這可以解釋為何當初急性疼痛期的身體組織損傷早已癒合，但慢性疼痛仍能經年累月持續不斷擾人安寧，且對藥物的治療反應不佳，長期如此將讓人陷入身心都不愉快的可怕深淵。

在《與神同行》這部韓國電影中，主角江林使者自幼承受父親偏心等不平等對待，投胎轉世的大兵金自鴻說這是一種「沒有傷口的痛」。其實，慢性疼痛就是一種「沒有傷口的痛」。目前研究已知，

童年不愉快的記憶，會改變神經可塑性，導致成年後容易罹患慢性疼痛。當然，慢性疼痛的成因不只這樣。

慢性疼痛不只是痛，還有許多共病症

大腦對疼痛的感知，涉及體感覺、情緒和認知三大功能性網路。其中，急性疼痛的感知（包括疼痛的強度、位置與性質等）和體感覺網路較有關，而慢性疼痛主要與大腦的情緒及認知功能網路失調有關。因此，慢性疼痛的病人通常都會合併情緒障礙（憂鬱、焦慮）和認知功能衰退（如記憶力、專注力、判斷力變差）。

此外，臨床研究也發現，慢性疼痛病人常合併長期失眠、疲憊（慢性疲勞症候群）、不寧腿症候群、創傷後壓力症候群、膀胱過動症與大腸激躁症等等，這些常和慢性疼痛同時出現的臨床疾病我們稱為「共病症」。不同的慢性疼痛疾患甚至也常彼此互為共病症，例如：纖維肌痛症的病人，常同時患有慢性偏頭痛。因此，慢性疼痛不只是痛比較久而已，其所伴隨的情緒、認知障礙及各種共病症更是大大影響生活品質，甚至會導致失能。

有趣的是，由於慢性疼痛主要不是負責疼痛強度評估的體感覺網路異常，所以病人不見得會有強烈疼痛的猙獰表情，反倒看來相對平靜，這就是為什麼前述病人提到自己頭痛九分，卻表情淡定的原因

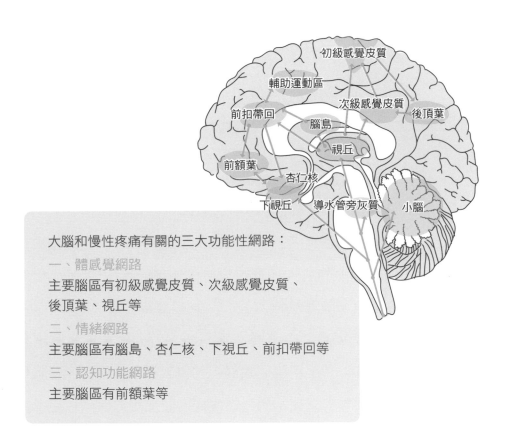

初級感覺皮質

輔助運動區

次級感覺皮質

前扣帶回　腦島　　後頂葉

視丘

前額葉

杏仁核

下視丘　導水管旁灰質　小腦

大腦和慢性疼痛有關的三大功能性網路：

一、體感覺網路
主要腦區有初級感覺皮質、次級感覺皮質、
後頂葉、視丘等

二、情緒網路
主要腦區有腦島、杏仁核、下視丘、前扣帶回等

三、認知功能網路
主要腦區有前額葉等

了。總之，急性疼痛比較像大家所認知的「痛」，慢性疼痛反倒比較像「苦」，是偏情緒與心理層面的。因此，最新的《國際疾病分類標準第十一版》（ICD-11）中說明慢性疼痛的定義如下：**「疼痛持續超過三個月且合併明顯的情緒壓力或失能。」**

至於慢性疼痛的成因，目前醫學界還沒有理解其全貌。同樣經歷

急性的損傷，為何有人不用治療就可自我修復，有人即使持續止痛治療仍然演變為慢性疼痛？其實，慢性疼痛的成因相當複雜，目前已知除了和先天的基因遺傳，即所謂的「體質」因素有關，還有許多後天的環境因素，包括**外傷、手術、荷爾蒙、病毒感染、睡眠障礙、壓力、心理創傷等，都有可能與慢性疼痛的形成有關。**

在這琳瑯滿目的眾多因素中，壓力可能是最重要的，相關的研究也最多，甚至有統合分析研究顯示：慢性疼痛所導致的大腦結構與功能改變，和長期壓力對大腦的改變近似。因此，**慢性疼痛跟壓力是息息相關的**。前述許多慢性疼痛的共病症（如膀胱過動症、大腸激躁症等）也都和壓力有關。

消炎止痛藥無法治療慢性疼痛

正因為慢性疼痛來自大腦的可塑性變化而與急性組織損傷無關，因此，市面常見的急性止痛消炎藥，無法有效的改善慢性疼痛。許多研究甚至發現長期使用止痛藥（尤其是含有咖啡因的複方止痛藥），會改變大腦的可塑性，導致部分慢性疼痛疾患（如慢性偏頭痛）惡化。也正因為慢性疼痛和大腦許多結構與功能的改變有關，因此，唯有配合藥物與非藥物性的多面向甚至整合性治療，並時時保持樂觀面對的正面態度，才是告別慢性疼痛最佳策略。

慢性疼痛衝擊個人健康與社會經濟，應加以正視

2019 年公布的全球二十大失能疾病中，慢性疼痛相關的疾病就占有四個，包含下背痛、偏頭痛、頸部疼痛及其他肌肉骨骼疾病。《國際疾病分類第十一版》（ICD-11）也有獨立章節講述慢性疼痛，代表慢性疼痛已深受重視。但因為疼痛是一種很主觀的感受，有時止痛藥可以暫時控制，短期又不至於危及生命，所以許多人延遲就醫，甚至習以為常。

其實，慢性疼痛除了痛本身及其共病症影響生活品質外，對身心健康的種種衝擊更應正視。目前已有許多研究證實，慢性疼痛會讓大腦老化。曾有核磁共振的影像研究發現，慢性疼痛若持續 5 年，病人的大腦灰質體積會顯著減少，相當於老化 10 到 20 年的程度。此外，大量的研究也指出，慢性疼痛病人的自殺風險上昇。

除了民眾容易輕忽慢性疼痛外，醫師也有可能輕忽。由於慢性疼痛的共病症相當多樣化，再加上病人就診的短暫時間無法描述清楚，因此，精神科醫師可能只注意到病人的情緒障礙或失眠，腸胃科醫師只注意到病人的大腸激躁症，神經科只注意到病人的不寧腿症候群，泌尿科醫師只注意到病人的膀胱過動症，就像瞎子摸象般，大家都沒有發現，其實病人是典型的慢性疼痛（例如：纖維肌痛症）。也唯

有細心的醫師、詳細的問診才能通盤瞭解、正確診斷與處置。而這也是當今「全人醫療」所追求的目標，特別適用於慢性疼痛的診治。

根據 2012 年美國疼痛學會期刊上的研究報告指出，每年有上億的美國人為慢性疼痛所苦，估計每年慢性疼痛的醫療費用介於 5,600 億至 6,350 億美元之多，遠超過心臟疾病、癌症及糖尿病等疾病的醫療費用支出。另因疼痛造成生產力降低等間接費用約有 2,990 億至 3,350 億美元。根據中央健保局 2011 年統計，國人治療下背痛的醫療支出一年亦高達 116 億。這些可怕的數字若再加上慢性疼痛共病症的相關治療費用將更驚人！

「吃得苦中苦，方為人上人」，從小我們都被教育要忍耐，但這種觀念並不適用於疼痛。及早認識疼痛並處理它，對我們的健康與生活品質才是最好的！各國政府也應正視慢性疼痛對社會經濟與勞動力的巨大衝擊，提出有效的公衛政策加以防範，並提昇國人對慢性疼痛的正確認知。

正確就醫觀念與五大生活須知 SEEDS //////

身體疼痛不拖延！積極面對、處理它

前一篇帶大家初步認識疼痛，應該對於自己的不舒服更有概念了吧！疼痛對於人類而言是一種保護機制，但無論是急性疼痛或是慢性疼痛，都需要去面對它並且處理它，才不會對大腦產生不必要的影響及傷害。

沒有傷口的身體疼痛該求助哪一科？

雖然慢性疼痛是一種沒有傷口的痛，但一樣可以透過治療或日常生活的保養讓疼痛好轉，甚至不再發作。

疼痛病人經常遊走在各科門診，不論是家醫科、復健科、骨科或是神經內外科等，都可以看到慢性疼痛病人的身影。

通常，我們會建議先進行保守治療，比如說藥物治療或者復健治療，搭配日常生活中的調整來改善不舒服的症狀。若症狀在保守治療的情況下，仍然無法緩解，嚴重到需要進行開刀治療時，則可透過骨科或神經外科來處理。

先做好功課，醫師看診常會這樣問！

門診看診時，常會遇到很多飽受慢性疼痛折磨的病人，在講到疼痛所產生的困擾及難處時，忍不住落淚。也時常聽到病人講述他看了好多科的名醫，藥吃了、手術也做了，但症狀一樣沒有改善，覺得自己是不是沒救了。

還有長期飽受疼痛困擾的病人，在醫生問診時卻講不清楚自己到底發生什麼事，從他的口中只能說出「我好痛」，導致需要花費更多時間去釐清症狀，而延誤了治療。

慢性疼痛確實會使人身心俱疲，但身為一個病人，是不是可以做些什麼，來讓醫生更快速且清楚的得知到底是怎麼一回事，讓治療更有效率呢？

一般而言，若是因為疼痛相關的症狀至醫院看診，醫生在問診時會根據「LQQ OPERA」的原則來進行問診，下頁會簡單介紹此原則的內容，大家若有看診需求，可以先根據下列幾個問題來觀察自己的症狀，就醫時可以讓醫師更快速了解不舒服的狀況。

「LQQ OPERA」原則

英文	中文	常用問句（舉例）
Location	疼痛位置	哪裡痛？
Quality	疼痛型態	怎樣的痛法？刺痛？悶痛？
Quantity/time course	病史與病程演進	症狀的強度，有多痛？每次痛多久？
Onset mode	發作狀況與型態	突發型的爆炸痛？一陣一陣痛？
Precipitation factors	誘發因素	天氣冷的時候比較容易發作嗎？
Exaggerating factors	加重因素	走樓梯時會更痛嗎？
Relieving factors	緩解因素	躺下會比較好嗎？
Accompanying symptoms	伴隨症狀	會噁心想吐？是否有其他不舒服？

問卷和日記是診斷慢性疼痛的利器

有時為了節省時間，醫師也會藉由問卷來系統化評估你的病情。例如：台北榮總的頭痛門診，就有好幾頁的問卷，系統化地評估初次就診病人頭痛的發作時間、病程變化、頭痛各種表現與相關症狀、誘發因素、緩解因素……等，當然還包括病人的基本資料、過去病史、

家族史、月經狀況、止痛藥的使用情形、睡眠、情緒、身體其他部位的疼痛或共病症等等。雖然病人需花半個小時不等來完成一份問卷，但是真正就診時，醫師可以快速地掌握病人的全貌，再切入頭痛的診斷與治療規劃，也算是以「全人」的角度有效率地評估頭痛，可說是醫病雙贏。除了頭痛以外，診斷慢性神經痛（第 6 堂課）也有許多醫師會用問卷來協助區分神經痛和非神經痛，並對疼痛的性質和強度細分，作為治療效果的評估指標。甚至第 7 堂課的纖維肌痛症，原則上單靠問卷即可充分診斷。

除了問卷以外，日記也是慢性疼痛診斷及療效追蹤的重要工具。畢竟，人的記憶多少有偏差。如果在就診前或治療期間配合日記，記錄疼痛的型式、範圍、強度、相關症狀，用藥種類與藥效等，這些即時記錄的準確資料，絕對會對醫師的診斷與後續的藥物調整、治療規劃大有幫助。

有些病人甚至會記錄天氣變化、飲食狀況（如喝酒、特殊食物等）、壓力變化、睡眠情形、月經週期等，這些長期記錄能進一步釐清慢性疼痛的誘發因素、加重因素與緩解因素等，對個人疼痛管理非常重要。印象很深的是，藉由日記，我有很多頭痛門診的男病患才發現，原來工作壓力消失，比如過年的長假期間，也是偏頭痛發作很強的誘發因子（醫學上稱為「let down」headache）。

長期身體疼痛，醫師常會做的檢查

除了問診以外，醫生也會在診間進行**身體檢查**，例如：外觀是否有明顯外傷或皮膚病變（如帶狀皰疹的水泡）；或者也會進行**神經學檢查**，例如：神經反射、感覺測試等，以確認神經功能是否正常。在初步了解症狀之後，若有需要更進一步的檢查，醫生會再安排**抽血檢查、影像檢查、定量感覺測試、神經傳導與肌電圖檢查**來確定診斷。

抽血檢查

醫師可能會安排和慢性疼痛診斷有關的抽血項目，包括血球數、紅血球沉降速率 （ESR; Erythrocyte sedimentation rate，與發炎或免疫疾病有關）、甲狀腺功能、肝腎功能、血糖、抗核抗體（ANA, Anti-nuclear antibody）等免疫疾病標記。

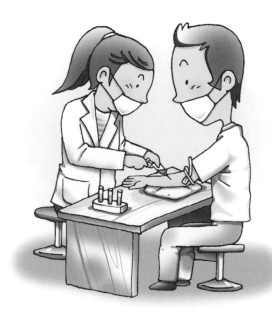

影像檢查

常見的影像檢查有很多種，例如：X 光、電腦斷層、磁振造影等等，那這些影像檢查到底是要檢查什麼呢？做檢查又有什麼禁忌或危險呢？

● X 光

是一種電磁波。由於身體各組織對輻射的吸收能力不同，所以當 X 光穿越人體到達影像成像版時的劑量也會有所不同，而產生黑白不一的影像。

X 光檢查主要是針對骨骼關節，例如：骨折、位移等。但若是因為肌腱炎、肌肉拉傷或是神經壓迫等非骨骼關節的損傷，則無法利用 X 光檢查來進行判斷。

因為 X 光是電磁波，所以進行此項檢查會有輻射線，但對人體的傷害並不大。

● 電腦斷層（Computed Tomography, CT）

電腦斷層掃描的原理跟 X 光相同，只是它將 X 光以不同角度照射人體，先產生許多張不同切面的影像，再利用電腦科技產生出 3D 立體影像。

電腦斷層檢查主要針對骨骼、腫瘤及血管方面的疾病，例如：骨頭關節磨損、腫瘤追蹤或是腦出血等疾病很有幫助。

電腦斷層的精確度會比 X 光來的高，但產生的輻射量相對 X 光也來得更多，再加上部分檢查需要施打顯影劑，有些人會因此過敏也是一大缺點。不過也因為電腦斷層的便利性（15 分鐘內即可完成檢查）及可靠性，長居近幾年台灣健保檢查花費的第一名。

● 磁振造影（Magnetic Resonance Imaging, MRI）

磁振造影是利用磁場共振的原理，刺激人體內的氫原子，進而產生磁場訊號，再用電腦分析訊號重組出影像。

磁振造影通常用來確認腫瘤、血管、軟組織、韌帶或椎節盤突出等病症。雖然沒有輻射量的擔憂，但進行磁振造影的價格相對高昂，且檢查時間也較長。礙於機器構造的關係，不能久躺或是有幽閉恐懼症的人並不適合做此項檢查；加上因為是利用磁場共振來形成影像，裝有心律調節器的人也不適合做磁振造影。

● 超音波

透過比人類耳朵能聽到的更高頻率音波反射原理，接受反射回來的超音波並轉換成影像。

超音波檢查在臨床上的應用非常廣泛，也沒有放射線的暴露，比起電腦斷層或磁振造影相對平價，對於軟組織的辨識率也高。這幾年開發出的手持式超音波，更增加其使用上的便利性。

● 定量感覺測試

有時為了確認疼痛是否與神經損傷有關，醫師會利用定量感覺測試（quantitative sensory testing, QST）來檢查病人對各種感覺刺激的敏感度是否正常。例如：觸覺和痛覺的敏感度可以用不同粗細的鬃狀纖維來評估；溫度覺（感覺變熱、感覺變冷）或溫痛覺（熱到會痛、冷到會痛）的敏感度，也有儀器透過金屬板傳送不同等級的冷熱刺激來檢測；震動覺也有專屬的儀器可以定量測量。

● 神經傳導與肌電圖檢查

神經傳導檢查就是利用電流刺激來確認神經傳導是否異常。檢查時會在需要檢查的部位貼上電極貼片，並用人體可接受、安全範圍內的少量電刺激去評估神經是否有病變。至於肌電圖檢查，則是將專用的檢查針插入欲檢查的肌肉部位，配合神經傳導的結果，進一步確認肌肉或神經病變的種類、程度與範圍。雖然神經傳導檢查非侵入性，但肌電圖檢查屬侵入性，故有凝血功能障礙、服用抗凝血藥或檢查部位有傷口或感染的病人需經醫師評估之後才能進行檢查。

小心檢查結果的判讀

上述只是列出比較常見的相關檢查項目，醫生會根據不同的疼痛模式、部位或臨床症狀來評估需要進行哪些檢查項目。**檢查不是做越多越好，而是有需要才進行**，這樣不僅可以減少檢查帶來的其他風險，也可以免去安排檢查的漫長時間而拖延治療。

慢性疼痛的成因非常複雜，涉及身體、心理甚至社會層面，門診常有許多慢性疼痛的病人問我：「我痛了這麼多年（或痛得這麼厲害），怎麼可能檢查都正常？」其實，很多慢性疼痛疾患目前還沒有臨床常用的生物標記，也就是說，還沒有相對應的臨床檢查項目可以確認病人是該項病因所致，例如偏頭痛、纖維肌痛症等等都是。換句話說，這些疼痛疾患只需要臨床診斷，也就是醫師根據問診、身體檢查與神經學檢查做出臨床判斷就算數。

然而，很多病人沒有這樣的概念，非得找出「確切」的病因才心安。殊不知，很多慢性疼痛都是「原發性」，如前述的偏頭痛、纖維肌痛症都是，它們是先天的遺傳體質與後天的環境因素交互作用後的最終臨床表現，做再多的檢查也無助於病因的爬梳，只是擔誤治療的黃金時間。

　　反之，也有許多人（甚至醫師）誤把檢查結果的輕微異常認定是慢性疼痛的真正成因，這同樣是小看了慢性疼痛。最常見的例子是長年下背痛，只因為腰椎的核磁共振看到輕微的椎間盤突出，就貿然接受手術治療，結果腰痛依舊。其實，慢性下背痛（詳見第 5 堂課）多數都與肌肉有關，如果沒有確切證據與椎間盤突出有關（尤其是那些沒有神經學症狀，如下肢麻或無力的病人），建議還是優先採取保守治療以免白挨一刀！

　　慢性疼痛成因複雜，治療相對也需要比較長時間。除了小心檢查結果的判讀，治療過程一定要有耐心，千萬不要過於急躁而讓身體及心理陷入更不舒服的狀態。

擺脫疼痛，改善生活習慣從 SEEDS 五大面向做起

　　要更有效的擺脫慢性疼痛，除了醫療方面的協助，日常生活中有什麼是我們可以做的呢？

　　對於慢性疼痛的病人而言，日常生活有五個面向很重要，也就是口訣「SEEDS」。這五個面向分別是睡眠（Sleep）、運動（Exercise）、飲食（Eat）、日記（Diary）還有壓力（Stress）。

睡眠（Sleep）

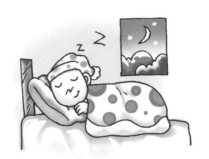

理想的睡眠狀態是晚上 11 點前就寢，並盡量睡滿 7 小時。

運動（Exercise）

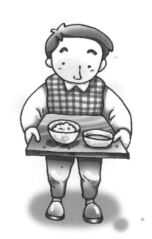

運動有伸展運動、有氧運動及阻力運動，理想的情形是三種運動都要進行，並保持運動頻率每星期至少 3~4 次，每次 30 分鐘。但運動一定要視身體的情況調整強度，才不會因此加重身體的不舒服。

飲食（Eat）

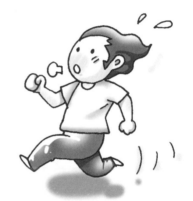

基本上，飲食沒有特別的限制，重點在營養均衡。但有些慢性疼痛病人對某些食物特別敏感，例如：酒或咖啡會引起頭痛，這樣的話就應盡量避免這些食物。

日記（Diary）

　　除了用文字把自己的不舒服抒發出來，也可以利用日記來記錄每天疼痛的時長、部位、強度或疼痛當下的情緒等等，或許就會發現自己的疼痛並沒有原本以為的那麼糟糕。

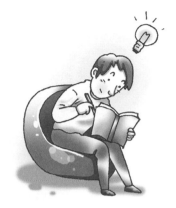

壓力（Stress）

　　適度的壓力對於生活而言是有幫助的，但若因為過度的壓力導致身心無法承受，那就要特別注意！

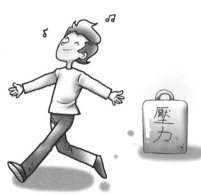

　　後面的章節會再更詳細的介紹這些面向跟慢性疼痛的關係。總之，保持良好的作息和心情對於慢性疼痛真的是一件非常重要的事情。

　　面對長期慢性疼痛最重要的是病人自身的態度。一定要先承認並接受自己不舒服的情況，好好的記錄並觀察自己身體的變化。

　　雖然治療不一定可以馬上得到緩解，但一定要保持正向的心情並相信自己可以克服疼痛，這樣就能和疼痛和平相處最終戰勝它！

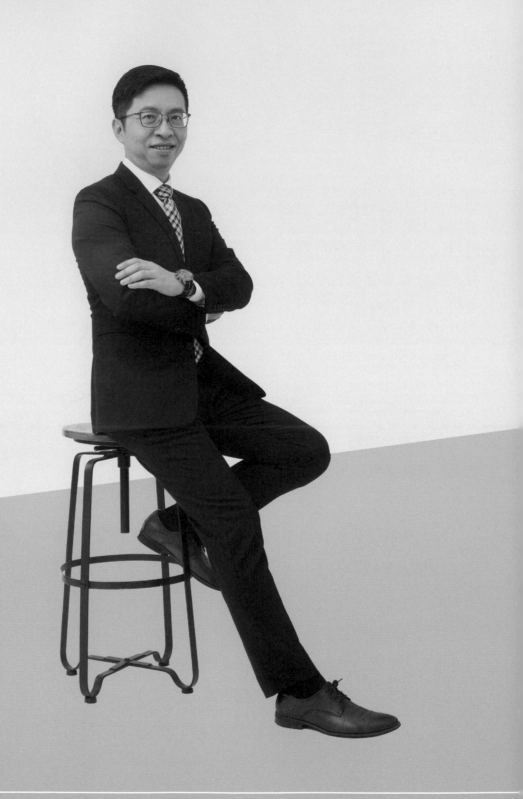

Part 2

關於那些常見的
慢性疼痛

疼痛是一種本能的保護機制，若持續三個月以上就

轉變為慢性疼痛。慢性疼痛不只是痛，還有許多共病

症，可能從頭到腳都不對勁，同時也會影響生活品質。

Part 2 將介紹慢性頭痛、慢性肩頸痛、慢性下背痛、慢

性神經痛、纖維肌痛症等常見的慢性疼痛。

正確用藥才不會越吃越痛 //////

慢性頭痛別輕忽

　　有位高齡 90 歲的老先生因為長年頭痛的困擾，特地從金門來到台北榮總就醫。輪到他看診時，他拖著行李箱緩緩地走進診間，行進中伴隨著玻璃瓶互相撞擊的清脆聲響。問診過程中，當我詢問他服用什麼止痛藥，他便把行李箱打開，裡面竟然有 24 瓶感冒糖漿。原來，這位老先生因為經常頭痛不舒服，每天都服用感冒糖漿，已經長達四、五十年了。

　　經過一番問診，我發現老先生是中年開始有偏頭痛，本來還是偶發，後來不知什麼原因頭痛發作變多，而他也開始越來越常喝感冒糖漿。他還說：「早餐不吃沒關係，藥水不能不喝，不然全身無力，什麼事都沒辦法做……。」後來經過一連串的門診追蹤治療，好說歹說地說服老先生戒掉感冒糖漿，並配合正式的偏頭痛預防療法，

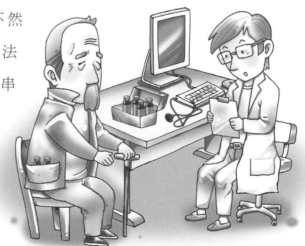

六個月之後，他完全離開感冒糖漿，頭痛也減少到每個月都只有陣發性的輕微發作。還記得最後一次門診追蹤，老先生握著我的手，眼角似乎還泛著淚。他說：「我怎麼沒有早點認識你……。」

慢性偏頭痛是最常見的慢性頭痛

頭痛其實是一種非常普遍的疾病，只要是發生在頸部以上的疼痛，都可以算是頭痛。研究顯示，只有 4% 的人一生中沒有經歷過頭痛，所以曾經頭痛的你一點都不奇怪，反而從不頭痛的才是稀有人種。以臨床最常見的偏頭痛為例，全球有十億人有偏頭痛。而國內根據台北榮總的調查，全台 15 至 65 歲人口中，患有偏頭痛的人約占總人口的 10%，其中女性 15%、男生 5%，估計全台有 200 萬人為偏頭痛所苦。

雖然頭痛很常見，但多數病人不會頻繁頭痛。這堂課我們要介紹的慢性頭痛，其實臨床上正式的名稱叫做「慢性每日頭痛」（chronic daily headache），它是一群高頻率發作頭痛疾患的統稱，正式的定義為：「每月發作十五天（含）以上，且持續三個月或更久的頭痛。」其中，臨床最常見、占門診慢性頭痛病人最大宗的，就是前述金門老先生的「慢性偏頭痛」（chronic migraine）。

大多是找不到確切病因的慢性偏頭痛

先簡單介紹一下頭痛的分類。頭痛主要分為兩大類：**原發性頭痛**（The Primary Headache）及**次發性頭痛**（The Secondary Headache）。

所謂的**原發性頭痛**就是指大腦神經、腦膜或血管沒有結構性、發炎性或腫瘤性病變等特定病因的頭痛。反之，找得到確切病因的頭痛就叫做**次發性頭痛**，比如像我們剛剛提到的發炎、腫瘤、中風或是眼、耳、鼻五官病變所造成的頭痛，都是屬於次發性頭痛。

大部分的慢性頭痛都來自於原發性頭痛。腫瘤或是中風等病因所造成的次發性頭痛多屬急性頭痛，所以本堂課將聚焦在原發性頭痛。常見的原發性頭痛中有三種：**偏頭痛**（Migraine）、**緊縮型頭痛**（Tention-type Headache）及**叢發性頭痛**（Cluster Headache）。三種原發性頭痛都有可能變成慢性（每個月發作 ≥15 天且持續 ≥3 個月），但是臨床上大多數的病人都是慢性偏頭痛。

不是偏一邊的頭痛就叫偏頭痛，如何診斷？

偏頭痛是一種搏動性（台語：丟丟痛）、會噁心想吐、會畏光怕吵的嚴重頭痛，不一定侷限在單側發作。尤其，當偏頭痛惡化變成慢性偏頭痛之後，多數病人整個頭及兩側肩頸部都會痛，反倒很少呈

現單側頭痛。目前臨床上要診斷偏頭痛，都是根據「國際頭痛疾病分類第三版」（The International Classification of Headache Disorder 3rd edition, ICHD-3）所列的診斷標準，內容如下，大家可以核對看看自己有沒有偏頭痛：

A.	至少有五次類似頭痛發作經驗
B.	頭痛發作持續 4~72 小時（未經治療）
C.	頭痛特色至少具下列 4 項特徵其中 2 項： 1. 單側發作 2. 搏動性疼痛 3. 疼痛程度中或重度 4. 日常活動會使頭痛加劇
D.	頭痛發作時，至少曾經發生過下列 1 項： 1. 噁心 2. 嘔吐 3. 畏光及怕吵

臨床上，我們神經內科醫師也是依據上述診斷標準來診斷病人的頭痛是否符合偏頭痛。只是我們會多問幾句，確認病人有沒有危險性的警報訊息（red flags），例如：瞬間爆裂型的頭痛、和過往不一樣的發作型態、合併發燒或體重減輕、和姿勢改變有關的頭痛……等等。如果有必要排除腦部病變，醫師就會進一步排檢確認，包括血液檢查、大腦電腦斷層或核磁共振掃描、腦波、腰椎穿刺等。

　　附帶一提的是，有些偏頭痛病人在頭痛發作之前會有一些神經症狀，例如視覺上看到亮光、黑影或部分視野看不到東西；也有人是肢體出現麻木或無力感，甚至是講話講不出來或不知所云，持續 5 ～ 60 分鐘（多數約半個小時）。當偏頭痛發作前伴隨這些情況出現，我們稱這類型的偏頭痛為**預兆偏頭痛**。多數病人的偏頭痛發作前沒有這些症狀，我們稱之為**無預兆偏頭痛**。以大台北地區的頭痛調查來說，偏頭痛病人大約 12.5% 有過預兆的經驗，相當於 8 個偏頭痛病人中，約有 1 個有過預兆的經驗。但不管偏頭痛是否伴隨預兆，都有可能演變成慢性偏頭痛。

　　在了解偏頭痛如何診斷後，在此要鼓勵大家，下次到神經內科或頭痛門診前，可先備妥自己的頭痛日記。各位可以利用手機或改造本書所附的疼痛日記，先逐日記錄自己的頭痛狀況一段時間，包括發作與否、頭痛型態、強度、位置、相關症狀、是否有預兆等等，這樣在看診時，就不會想半天不知如何回答，或是回想頭痛頻率有偏差等。有精準的病情資訊，看診不但有效率、治療的預後也會更好。

止痛藥過度使用是偏頭痛惡化的最大元凶

　　有很多原因會使偏頭痛變成慢性，在臨床上最重要的原因就是「**藥物過度使用**」。這裡所謂的「藥物」，指的就是止痛藥（請參照

P.65 表一）。當止痛藥使用不當，一個月使用超過一定的天數，就有可能成癮導致偏頭痛惡化變成慢性。

止痛藥種類不同，會導致頭痛慢性化的風險也不同。一般來說，成癮性比較高的藥物，如嗎啡類、市售各種複方感冒糖漿、感冒膠囊或日本藥妝店販售的止痛藥 EVE 等，還有專治偏頭痛的急性止痛藥如英明格、麥角胺等（請參照 P.65 表一），需限制一個月使用天數在 10 天以內。成癮性比較低的藥物，如普拿疼類或非類固醇消炎藥等，則應限制在 15 天。若每個月使用止痛藥的天數大於限制，且持續三個月以上，偏頭痛就有可能從原本的陣發性演變成慢性。可怕的是，這種演變是漸進式的，不知不覺的。當病人反過來發現最近好像吃太多止痛藥時，偏頭痛可能已經明顯惡化。

此外，臨床常常發現，本身有偏頭痛的病人，即使吃止痛藥的原因不是為了頭痛（例如因為關節炎被開立止痛藥治療），也有相當比例在連續使用止痛藥後，偏頭痛惡化甚至變成慢性偏頭痛。因此，偏頭痛病人連續使用止痛藥，務必監控自己偏頭痛的發作情形是否有改變。

當然，除了藥物過度使用以外，還有其他原因會使偏頭痛從陣發性變成慢性。過去的研究發現：遭遇人生重大的壓力事件、肥胖、失眠、氣喘、合併其他慢性疼痛（例如同時有第 4 堂課的慢性下背痛

或第 7 堂課的纖維肌痛症）、或者有精神共病症（如焦慮、憂鬱等）等等，都是偏頭痛演變成慢性偏頭痛的危險因子。總之，若偏頭痛變嚴重了，別忘了求診瞭解自己惡化的成因，才能及早對症下藥，及早回復健康。

慢性偏頭痛嚴重衝擊健康與生活品質

很多病人以為偏頭痛不必治療，只要發作時吃止痛藥、睡一個覺就好。的確，如果你的偏頭痛一個月只有發作四天或以下，目前各國的治療指引就建議只需要發作時吃止痛藥即可。然而，當偏頭痛頻繁發作，甚至演變為前述的慢性偏頭痛，就該求診正式治療，因為頻繁的偏頭痛會增加心腦血管病變的風險、共病症的風險以及衝擊個人生活品質。

● **增加中風風險：**尤其是有偏頭痛預兆的年輕女性（45 歲以下）要特別小心，其中風風險比同年齡的女性還要高。若加上抽菸或服用避孕藥的話，中風風險又會更加提升。研究指出，預兆偏頭痛的女性服用避孕藥，中風危險性增加 15 至 17 倍，若同時又抽菸，則中風危險性高達 34 倍。

● **增加心血管疾病的風險：**目前已有許多研究指出偏頭痛同樣會增加心絞痛、心肌梗塞等冠狀動脈疾病的風險。雖然風險性沒有像

中風這麼高，但同樣是女性、預兆型的關聯性要特別留意。

- **增加共病症的風險**：慢性偏頭痛的病人通常都有一些疼痛相關的共病症，比如慢性筋膜炎、纖維肌痛症、情緒障礙、失眠等等。所以，當偏頭痛變嚴重，也會帶來上述相關的症狀或共病症。

- **衝擊個人生活品質**：根據美國華盛頓大學統計公布的全球十大失能疾病排行中，偏頭痛高居第二名，僅次於我們下一堂課要討論的下背痛。一旦偏頭痛從陣發性惡化為慢性偏頭痛後，對生活品質的衝擊更大，失能的風險更高，且止痛藥過度使用的風險也增加。許多病人不但常常請假，無法正常上學上班，導致社會勞動力的損失，更有研究發現病人的自殺風險明顯提高。因此，我在頭痛門診也會和慢性偏頭痛的病人多聊兩句，了解他們最近的心理狀況，並鼓勵他們積極配合治療。

完治慢性偏頭痛的關鍵「預防療法」

慢性偏頭痛跟藥物過度使用頭痛，其實有一點難分難捨，因為臨床上我們很難完全區分這兩者。這類型的病人，他頭痛變多時，吃藥也變多；吃藥變多，就有可能成癮，反過來造成頭痛變多。到最後，我們看到的病人就是，頭痛很多天，同時也吃很多天的止痛藥，我們根本分不清楚當初是因為過度服用止痛藥造成頭痛變成慢性，還是頭

痛自己變成慢性偏頭痛，才使病人服用這麼多止痛藥。

臨床上要區分這樣的狀況只有一個方法，就是強迫病人停藥。停藥以後，如果頭痛自己變好，我們就認為是藥物過度使用造成的頭痛變嚴重。但如果停藥以後，頭痛沒有改善，我們就認為是頭痛自己變成慢性偏頭痛，才導致病人服用過多的止痛藥。

不過，上述的作法有點不切實際，因為一般民眾就是不舒服才會吃止痛藥，我們沒有權利要求病人直接停藥來進行診斷。所以我們臨床上遇到這類型的病人，就是直接治本加上治標，治本就是給予預防療法，治標就是給予有效的止痛藥。

臨床常用的預防療法藥物種類如 P.66 頁表二所列。這些藥物我們常統稱為「神經穩定劑」，因為它們在連續使用一段時間之後，可以穩定偏頭痛大腦的興奮性，病人也會同步感受到偏頭痛發作變少。

一般我們會建議病人在接受預防療法的同時，每天記錄頭痛日記（詳見第 14 堂課），這樣有助於客觀評估頭痛的改善狀況。此外，使用預防療法要遵照醫囑規則服藥，一般都從小劑量開始（先讓病人適應），逐步調整到有效的劑量，服用一段時間後，再逐步減量至完全停用，整個治療過程一般需要三至六個月。遽然停藥或斷藥，頭痛容易復發。若合併有藥物過度使用，則療程可能拉長到六至十二個月。

雖然療程需要數月，但用藥早期，病人就可以明顯感受到疼痛減輕、功能進步，只要後續保持耐心並與醫師充份合作，配合頭痛復發時使用有效的急性用藥，告別偏頭痛絕非難事。

掌握三原則，正確使用止痛藥

雖然偏頭痛預防療法可以減少偏頭痛發作，但頭痛發作起來要人命，正確使用止痛藥來治標仍有其必要，但為避免上述的「止痛藥過度使用」導致偏頭痛惡化，有三個原則要掌握：

● **即時服藥：**偏頭痛不要忍，建議發作後一小時內服藥。目前已有研究顯示，太晚服藥藥效會大打折扣甚至失效。

● **選用有效的止痛藥：**偏頭痛隨時都可以發作，所以，隨身自備過去服用過且有效的止痛藥，才能在發作第一時間投藥，發揮最好效果。偏頭痛的急性止痛藥有很多種，可參考 P.65 表一。建議由醫師評估適合哪種藥物，切忌擅自投藥。

● **節制使用：**一周服用止痛藥的天數若超過 2 天，應與醫師討論，是否應合併預防療法來治本（降低發作次數），避免止痛藥成癮。當然，必要時重新診斷是否是其他成因導致頭痛惡化也很重要，總之要與醫師諮詢。

止痛藥過度使用，可能會落入藥物成癮的困境

那要怎麼判斷自己已經落入止痛藥成癮的困境呢？我們列出幾個有可能是藥物成癮的現象給大家對照一下，如果你有以下這些現象，就要特別小心囉！

● **止痛藥用量越來越大：**

以前只要一顆就可以止痛，現在要吃兩顆，甚至三顆才有感覺。

● **止痛藥有效時間越來越短：**

使用同樣劑量但止痛的時間不比從前。

● **還沒痛就想先拿來吃：**

疼痛還沒有發作就預先投藥，代表已經成癮，要特別小心。

● **要特定止痛藥才有效：**

明明英明格在藥物試驗中是很有效的藥，專治偏頭痛，但你吃了它沒效，反而吃一顆非專一性的普拿疼超有效，這樣就有可能是普拿疼成癮了。

良好習慣輔以頭痛日記，能避免偏頭痛發作

偏頭痛是基因體質與後天環境交互作用所導致的常見疾病，通常20、30 歲開始發作，40、50 歲人生的黃金歲月到達發作高峰，60

歲後發作自然減少。由於和基因有關，目前臨床各種治療雖能有效減少頭痛的發作，但無法保證病人這輩子不再發作。保持良好的生活習慣、及早就醫評估、配合頭痛日記詳實記錄與正確的藥物治療，絕對有助於避免偏頭痛頻繁發作，甚至演變為會失能的慢性偏頭痛。

　　最後，提供臨床上偏頭痛常用的相關藥物給大家參考。提醒大家，用藥前要尋求專業的醫療協助才是正軌，請勿自行投藥。

表一：偏頭痛臨床常用的止痛藥

<table>
<tr><th colspan="2">學名</th><th>商品名（例）</th></tr>
<tr><td rowspan="5">急性用藥（止痛藥）</td><td>乙醯氨酚
（Acetaminophen）</td><td>普拿疼</td></tr>
<tr><td>非類固醇消炎止痛製劑類（NSAIDs）</td><td>能百鎮錠、EVE、安舒疼（Advil）</td></tr>
<tr><td>翠普登（Triptans）</td><td>英明格（Imigran）、羅莎疼（Rizatan）</td></tr>
<tr><td>麥角胺（Ergotamine）</td><td>單方：樂息痛（Lesiton）、塞戈羅（Seglor）
複方：加非葛（Cafergot）、可伏痛（Cafeton）</td></tr>
<tr><td>複方止痛藥</td><td>如市售感冒藥等</td></tr>
</table>

表二：偏頭痛臨床常用的預防療法

學名		學名／商品名
預防用藥	乙型阻斷劑	Propranolol：心康樂（Cardolol） Metaprolol：舒壓寧（Betaloc ZOK） Bisoprolol：康肯（Concor）
	鈣離子阻斷劑	Flunarizine：舒腦（Suzin）
	抗憂鬱劑	三環抗鬱劑：Amitriptyline【平躁（Pinsaun）、得利能（Trynol）】 血清素既正腎上腺素再回收抑制劑：Venlafaxine【速悦（efexor）】 Duloxetine【千憂解（Cymbalta）】
	抗癲癇藥物	丙戊酸鈉類（Valproate sodium）：【帝拔癲（Depakine）、康癲能（Convulex）】 Topiramate【妥泰（Topamax）、妥偏停（Trokendi）】
	新式注射型預防藥物	肉毒桿菌素：保妥適（Botox） CGRP 單株抗體【恩疼停（Emgality）、艾久維（Ajovy）】

參考資料：

臺北榮陽頭痛醫學團隊 合著（2017）。《頭痛看過來》原水文化

國際頭痛疾病分類 第三版（The International Classification of Headache Disorder 3rd edition, ICHD-3）

3C 生活加速疾病年輕化 /////

慢性肩頸痛

　　肩頸疼痛對現代人而言是一種非常常見的困擾，因為電子產品的普及，加上現代人久坐的生活習慣，讓肩頸痛的症狀越來越普遍。各位下次坐捷運時請環視一下四周，扣除和朋友聊天的乘客，正在滑手機的應該占九成以上吧！

　　一般來說，頭的重量大約五公斤，低頭 15 度滑手機，頸椎就得多承受 12 公斤的重量；頭越低，頸椎需要承受的重量就越大，長久下來會造成脊椎受壓變形，引發更多疾病。不論是神經內外科、復健科、骨科或疼痛科門診中，肩頸痛都是相當常見的主訴，同時也名列全球前十大失能疾病。

　　根據統計，台灣人每年花費在治療肩頸痠痛的費用達到 100 億元。由此可見，肩頸痛對許多人生活品質的衝擊，並不下於前一堂課介紹的慢性偏頭痛。此外，慢性肩頸痛果沒有正確診斷，只吃止痛藥、貼貼藥布，多數無法獲得很好的治療效果。這堂課就讓我們來解析一下擾人的慢性肩頸痛。

慢性肩頸痛有 85% 以上與肌肉或韌帶傷害有關

造成肩頸痛的可能原因不下數十種，一樣也可以分成急性和慢性。急性肩頸痛包括常見的落枕或跌打損傷導致的肌肉拉傷或頸椎骨折，當然還有可怕的血管損傷相關因素，如頸動脈或椎動脈剝離、脊髓中風甚至是急性心肌梗塞的轉移性疼痛。

急性頸肩痛若是瞬間爆發的劇烈疼痛，要小心是血管病變；合併神經症狀例如手腳無力、大小便失禁等，要小心是脊髓病變；合併發燒或體重改變等身體症狀的，要排除潛在感染或癌症；這些不單純的急性肩頸痛務必盡快就醫，進一步診斷與治療。

至於慢性肩頸痛，七、八成以上都與肌肉骨骼或韌帶損傷有關，惡性的原因不多。即便如此，慢性肩頸痛的臨床治療往往效果不彰。因為大部分的病人都是多種病因共存，長期久坐、缺乏運動且姿勢不良，更加深治療的難度。

慢性肩頸痛，可能不只是肩頸問題

臨床上，我們可從**慢性筋膜炎**、**合併頭痛的慢性肩頸痛**、**頸椎相關病變**、侷限於**肩關節的慢性疼痛**等**四個層面**來解構慢性肩頸痛。

慢性筋膜炎

首先是最常見的**慢性筋膜炎**，病人往往在肩、頸部自覺肌肉僵硬，若用手指按壓，可發現局部有多處痛點。慢性筋膜炎是相當盛行的一種慢性疼痛疾患，前面提到的長期久坐、缺乏運動且姿勢不良都是其危險因子。當肌肉長期因為姿勢不良、受力不均而不正常收縮，肌筋膜中微小的神經與血管就可能損傷，導致長期的局部酸痛與緊繃感，有些病人甚至會描述疼痛就像是有人騎在他肩膀上。

肩頸慢性筋膜炎的治療以**復健和物理治療**為主，目標在**強化肩頸部位的肌力**，並應避免久坐、留意姿勢，不要長期低頭滑手機。我在門診鼓勵病人上網買「門單槓」在自家架設，循序漸進自我訓練，許多病人因此大幅改善多年的肩頸痛。當然，若症狀嚴重到影響睡眠、工作與生活品質，可考慮短期口服或局部注射止痛藥物。至於肌肉鬆弛劑，一般只對急性肌肉損傷有部分療效，慢性肩頸痛多半效果不彰。

另需留意的是，有些人的慢性筋膜炎不只局限於肩頸，全身多處肌肉按壓都是痛點，甚至合併長期失眠、憂鬱、疲勞與記憶衰退，那就要小心是否嚴重到符合「纖維肌痛症」（詳見第 7 堂課）診斷，此時可配合癲癇藥或抗憂鬱劑治療，效果會更好。

合併頭痛的慢性肩頸痛

其次，是**合併頭痛的慢性肩頸痛**。偏頭痛、緊縮型頭痛或頸因性頭痛三種狀況都會合併慢性肩頸痛。如果您除了慢性肩頸痛之外還會頭痛，可以仔細區別一下是下列哪種狀況：

● 偏頭痛

我們在上一堂課提過，偏頭痛常見的共病症之一可能是慢性筋膜炎，尤其是肩頸部的慢性筋膜炎。統計發現，偏頭痛病人有高達八成以上會合併脖子痛，甚至在偏頭痛開始發作的前驅期，就用脖子痛來表現。

所以，如果您除了肩頸痛以外還會不時頭痛，可以翻閱前一堂課的內容，對對看自己的頭痛是否符合偏頭痛的診斷標準，如果是，建議偏頭痛一併治療，那麼過去的肩頸痛應該也會大幅改善。一般而言，偏頭痛合併肩頸筋膜炎，首選用藥是三環抗鬱劑。

● 緊縮性頭痛

緊縮型頭痛比偏頭痛還常見，但疼痛程度比較輕微，也不會有噁心、嘔吐、畏光、怕吵等偏頭痛的相關症狀。這種頭痛多半是兩側太陽穴與後腦的對稱性悶脹、微痛，不像偏頭痛有搏動感，且常延伸至兩側肩頸，許多病人在頭頸部也有壓痛點。治療也是以三環抗鬱劑為首選。

● 頸因性頭痛

頸因性頭痛並非源自腦部，而是頸椎第一至第三節的小面關節受到壓迫、刺激，甚至創傷發炎所導致的轉移痛。典型的表現是頸部僵硬、單側頭痛、合併肩部、頸部與後枕部的激痛點。

頸因性頭痛這個診斷，臨床常被過度濫用，多數的病人其實是偏頭痛合併肩頸部的慢性筋膜炎。若是高齡病人合併持續性的固定單側頭痛，且有頸椎第一至第三節受傷的確切影像證據，甚至經過頸神經根阻斷術，確認能緩解同側頭痛，才能確立頸因性頭痛的診斷。治療可採保守性藥物配合物理治療，必要時施行神經阻斷術緩解疼痛。

頸椎相關病變

接著是**疼痛比較侷限於頸部的頸椎相關病變**，如**退化關節炎或椎間盤突出**。退化關節炎常見於 65 歲以上長者，若影響頸椎，常見於頸椎七節椎骨的第五、六節，導致頸部僵硬、緊漲、疼痛。近年來頸椎退化病人有年輕化趨勢，可能與 3C 產品導致長期的久坐、低頭與姿勢不良有關。

至於椎間盤突出，年輕病人的占比本來就相對較高，病人多半因為工作常須搬運重物或運動傷害所致。

不論是頸椎的退化關節炎或椎間盤突出，嚴重的話都有可能壓迫

頸神經根，尤其是第五、第六條神經根，導致肩外側、上臂、前臂甚至手指麻木；也有人在轉頭或頸部用力時上肢有被電到的感覺；少數嚴重個案甚至會上肢無力、肌肉萎縮。我曾遇過幾位門診病人就是嚴重到碗筷不自覺掉落，才來就醫。

診斷頸椎的退化關節炎可用 X 光，但診斷椎間盤突出，則需仰仗電腦斷層或核磁共振影像，同時可判斷頸脊髓是否受到壓迫。至於頸神經根是否受到壓迫，除臨床神經學檢查可初判外，神經傳導檢查與肌電圖有助於進一步確認。

治療的部分，一般早期可用藥物配合復健，若確認有相當程度的脊髓或神經根壓迫或已有無力等症狀，建議考慮手術治療。

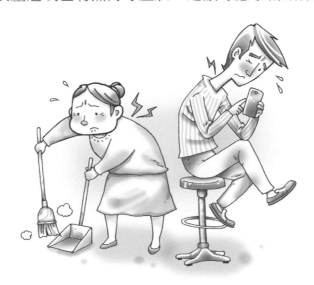

肩關節的慢性疼痛

最後，是**主要侷限於肩關節的慢性疼痛**，常見的病因有三：

● 五十肩

又名冰凍肩（Frozen Shoulder），正式學名稱為「沾黏性肩關節囊炎（adhesive capsulitis）」。顧名思義，沾黏性肩關節囊炎，是因為肩關節囊發炎而發生沾黏現象，使得肩膀疼痛且活動受到限制，臨床可藉肌肉骨骼超音波來確定診斷。

五十肩分為「原發性五十肩」及「次發性五十肩」，原發性五十肩的成因目前尚未明確，但其好發於 40 歲以上的人，又以 50 至 60 歲最為常見，所以稱為五十肩；而次發性五十肩則是因為外傷、過度使用等其他因素導致肩關節囊發炎且沾黏的情況。

五十肩通常發生在單側，也有可能是雙側。夜間睡眠時，因為長時間靜止不動，會在翻身時感受到更劇烈的疼痛。至於五十肩的治療，止痛藥通常療效不佳，最好盡早復健治療，才能緩解疼痛不適並改善肩膀活動受限。

● 肩夾擠症候群（shoulder impingement syndrome）

是最常見的肩膀疼痛，占所有肩膀痛的三分之一。因為長時間且重複進行以手高舉過肩的動作，造成旋轉肌肌腱被肩胛擠壓而彼此摩

擦發炎，進而產生疼痛不舒服的感覺，持續久了會發生肩膀無力的情形。若手高舉過肩膀會有疼痛發生，就要小心是肩夾擠症候群造成的。確定診斷同樣是靠肌肉骨骼超音波。至於治療，可藉超音波或物理治療的手法，來緩解關節內部的沾粘。

● 旋轉肌撕裂傷

旋轉肌腱是體內唯一存在於關節中的肌肉，常因運動傷害或車禍、搬重物引起撕裂。老年人則常因退化，肌肉變薄引起撕裂。症狀包括夜間肩痛加劇以及外展困難，確診同樣要靠肌肉骨骼超音波或核磁共振。

至於治療，輕度撕裂宜多休息、配合物理治療及肌力強化運動，必要時可口服非類固醇抗發炎藥物。有些醫師也會幫病人局部注射類固醇或高濃度血小板血漿（platelet-rich plasma, PRP）。若症狀持續超過半年、出現無力症狀、或撕裂範圍大且肌腱與肌肉尚未萎縮，可考慮手術治療。

正確治療，才不會越治越痛

總結慢性肩頸痛的形成，和生活型態與身體姿勢有極大的關係。因此，藥物治療只扮演暫時性的角色，主要是緩解急性疼痛。除了傳

統的口服止痛藥，許多民眾喜歡長期使用貼布、藥膏或噴劑來治療肩頸痛，以為這樣比較不傷腎。其實，外用貼布、藥膏及噴劑還是有藥性，過度使用仍會吸收到體內而影響腎功能。

　　復健治療相較於藥物，可能對慢性肩頸痛扮演更重要的角色。復健科常用的治療有牽引治療、經皮神經電刺激、震波治療、注射治療等等。注射治療的部分也有不同的種類。肩頸部疼痛常用的注射包括類固醇或葡萄糖水，有些人還會施打 PRP，甚至還有不必注射藥物直接以乾針來進行治療的方式。進行注射治療前應先經過專業評估，看自己的狀況適合哪種治療方式，才是最正確的做法。

　　少部分慢性肩頸痛的病人可能需要手術，例如頸椎病變壓迫到脊髓或神經根。如果壓迫的證據明確，例如經過神經傳導及肌電圖檢查證實，且臨床神經學檢查有神經反射異常、肌肉無力甚至萎縮等情形，該開刀就開刀，以免不可逆的變化留下永久性的功能障礙。

　　然而，頸椎手術有其風險，術前評估不可馬虎。許多病人甚至是醫師只憑藉影像檢查的異常就決定手術，顯然太過倉促。畢竟在這個重度 3C 依賴的年代，頸椎有些許椎間盤突出的情形可能相當普遍，但未必是肩頸痛的原凶。貿然手術，不但無法根除症狀，反而可能破壞原本的人體力學留下長期的術後疼痛後遺症。

至於針灸、推拿、整脊、拔罐等傳統療法，也有其理論基礎，不少病人長期愛用。在此提醒大家，這類療法除應尋求有合格證照的專業人員進行，最重要的是避免受傷。還記得我在接受住院醫師訓練的年代，就收治過好幾位因為頸部推拿，或是整脊時因為轉脖子施力不當，導致後頸的椎動脈剝離而中風住院的個案。

正確生活習慣，避免久坐，改善慢性肩頸痛

最後，就是避免久坐的生活型態、保持正確體態與規律運動。活動量變少、肌肉無力或是姿勢不良，容易造成身體受力不均，長期如此就會變成慢性筋膜炎的高危險群。

規律運動可說是預防慢性筋膜炎最重要的良方。如果你是久坐族群，運動更為重要，至少每小時一定要起來動一動，做做椅子操、深蹲、彈力帶運動或前面提到的門單槓等等，什麼都好，肌肉才不會流失。

此外，選擇適合的床墊、枕頭也很重要。畢竟一天有將近 1/3 的時間在床上，睡姿也會影響身體受力是否平衡。一般而言，床墊建議選硬一點的彈簧床，提供足夠的支撐力，再配合能貼合個人頸部曲線的記憶枕，讓平躺時下巴和枕頭保持水平。

　　總之，一顆好枕頭不會讓頸部及上背部懸空。充足且高品質的睡眠，絕對有助於慢性疼痛的修復，我們在第 11 堂課，會再針對睡眠進一步討論，到時見囉！

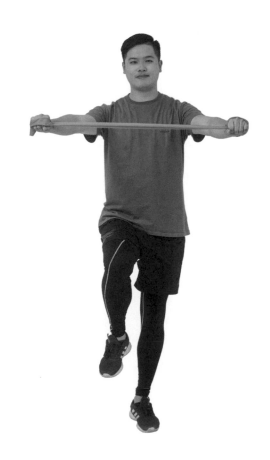

非長者專屬！ 20 至 40 歲才是高危險群！ /////

慢性下背痛，輕忽不管更難好

　　亞洲天王周杰倫年輕時就因為家族遺傳，罹患了「僵直性脊椎炎（Ankylosing Spondylitis）」，深受下背痛的困擾。周杰倫曾說，在演唱會前需要服用止痛藥來鎮痛，才能順利登台演出，甚至曾在發病期間，得讓媽媽蹲下幫他穿襪子才行。他的好友也曾透露，他的僵直性脊椎炎發病頻率很高，因為無法像平常人一樣躺下，所以很多時候要坐著睡覺呢！藝人劉以豪也自訴有相同的困擾，發病時不論坐著或站著都很痛苦，而且每天都要吃止痛藥跟消炎藥，甚至還要穿護腰。可見這疾病有多令人感到困擾。

　　下背痛（Low back pain）也就是我們常說的腰痛，所謂的下背就是指腰椎第一節至第五節的區域。和其他慢性疼痛一樣，如果下背痛超過三個月，就稱為慢性下背痛。

下背痛不是年長者專利

我們在前面章節有提到，2019 年公布的全球二十大失能疾患中，慢性疼痛相關的疾病就占了四個，其中**下背痛排名第一**！全世界有 80% 以上的人有過下背痛的經驗，而在台灣有過下背痛經驗的人，比例更高達 90% 以上。有資料顯示，台灣每年花費在處理下背痛的相關醫療費用至少 100 億元，由此可見下背痛也是一個常見且花費浩大的疾病。

全世界下背痛的盛行率大約 9 ～ 12%，而下背痛的好發年齡層為 20 ～ 40 歲之間。有趣的是，通常我們都認為年紀越大，越容易下背痛，但《英國運動醫學雜誌》於 2020 年發表一篇關於破解下背痛常見迷思的文章中提到，下背痛其實不會隨著年紀增長而變嚴重，**年輕族群反倒更容易出現下背痛！**

不即時治療，一旦慢性疼痛恐難以治療

下背痛根據疼痛的時程分為：**急性下背痛**（疼痛小於六周）、**亞急性下背痛**（疼痛介於六至十二周）、**慢性下背痛**（疼痛大於十二周）。

急性下背痛若沒有即時治療，可能會因為疼痛的關係，造成身體姿勢受力不均，而使得疼痛範圍及程度擴大。因為你可能會用奇怪的姿勢走路以維持身體平衡，導致你的坐姿、躺姿也都跟著改變，長時間下來，造成其他肌肉代償，引發其他部位的肌肉受到傷害，疼痛範圍就此擴大，也更難以治療。

下背痛原因多，主要分成三大類

若根據疼痛的原因來區分，下背痛可分為機械性下背痛、內臟器官轉移痛、非機械性下背痛三大類。

機械性下背痛

第一大類的腰痛成因，是機械性下背痛，問題源自那些支撐腰背的肌肉和骨骼。肌肉拉傷、腰椎退化及椎間盤突出都屬於這一類的下背痛。97% 的慢性下背痛，都來自這種機械性成因。以下就常見的機械性原因簡短介紹一下：

❶ 肌肉拉傷

肌肉拉傷造成的下背痛，背部肌肉會有壓痛點，也會有熱熱脹脹的感覺，當身體進行前彎、後仰或側拉等動作時，也就是需要動到大塊肌肉的動作時，會感到疼痛。這就是肌肉拉傷最主要的症狀。

隨著健身風氣的盛行，很多人開始進行重訓、瑜珈等訓練，但若是訓練過程中，沒有經過專業指導或是沒有充分暖身，導致姿勢或施力不正確，都有可能造成肌肉受傷進而導致腰痛，所以**並不是運動就一定好，一定要有專業的指導或是循序漸進，才不會本末倒置**，讓原本健康的身體變得傷痕累累！

❷ 腰椎退化

腰椎退化其實就是俗稱的**長骨刺**，骨刺就是退化的意思。通常這類病人無法久坐、久躺或長時間彎腰，有些人甚至無法長時間行走。狀況嚴重的話，還會造成神經相關的症狀，比如大腿或小腿會有麻木感覺，甚至腳背或腳底板發麻。

腰椎退化還有另外一個特色，就是早上起床的時候下背會特別僵硬，無法立即下床，這同時也是**退化性關節炎**的警訊。

腰椎退化除了長骨刺以外，還有另一個可能的狀況就是**脊椎狹窄**。這類型的病人通常走路走一段時間（也許數十或數百公尺）就要坐下休息，等腰痛緩解才能繼續行走，臨床上稱為**「間歇性跛行」**，這是另一個腰椎退化造成下背痛的可能原因。

❸ 椎間盤突出

椎間盤突出會有什麼症狀呢？椎間盤突出通常是因為長期錯誤的姿勢壓迫或出力不當，導致椎間盤裡的髓核被擠壓出來。這類型的病

人在彎腰的時候最容易感受到疼痛，尤其是負重時疼痛特別明顯。椎間盤突出最大的特點就是當打噴嚏或咳嗽等腹壓增加時，會引發腰部的疼痛，甚至產生神經症狀例如大腿、小腿或腳背、腳底板發麻。

提到椎間盤突出，就不得不提「坐骨神經痛」，大家對這個詞一定耳熟能詳吧！坐骨神經痛其實是坐骨神經被壓迫所造成的症狀，而非疾病的名稱，通常都和腰椎的椎間盤突出有關。因為 90% 的椎間盤突出發生在腰椎的第 4 節到第 5 節，或腰椎第 5 節到薦椎第 1 節，這時候容易壓迫到腰椎的第五神經根或薦椎第一神經根。其中，薦椎第一神經根受到壓迫或刺激，就是所謂的「坐骨神經痛」，也是神經性下背痛最常見的原因。

典型的坐骨神經痛，疼痛會從臀部延伸到大腿、小腿的後側，最後傳到腳底板，這整個區域的體感覺就是由坐骨神經支配的。

機械性下背痛還有一些比較少見的成因，例如**骨質疏鬆、脊椎側彎、壓迫性骨折……等**。壓迫性骨折可以是骨質疏鬆自發性的骨頭塌陷，也可以是跌倒或外傷所造成，例如從高處跌落造成脊椎被壓迫。

內臟器官轉移痛

第二大類的腰痛成因，是**內臟器官轉移痛**。顧名思義是因為腎結石、腎臟感染、十二指腸潰瘍等內臟器官病變而造成下背痛；約占疼

痛原因的 2%。因為人體的背部包覆了許多臟器及和其相連的神經，**這種與臟器相關的疼痛通常都是急性且劇烈的，應該要找相關科別的專科醫師緊急處理**，與本書探討的慢性疼痛較無相關，就不再贅述。

非機械性下背痛

第三大類的腰痛成因，是**非機械性下背痛**。非機械性下背痛是指腫瘤、感染所造成的下背痛，約占疼痛原因的 **1%**。其中因為感染造成疼痛而求診就醫，最常見的是帶狀皰疹。帶狀皰疹的確也會帶來腰背痛，不過最大特點是單側疼痛，且疼痛的感覺跟肌肉拉傷或長骨刺的持續悶痛、漲痛、酸痛不同，它比較像是電流感或針刺痛，起因是末稍神經被皰疹病毒感染破壞所致，下一堂課會提到。

當各種症狀都上身，恐變成複雜型慢性下背痛

下背痛不論是機械性、非機械性、或來自內臟器官轉移痛，都應及早診斷與治療，避免疼痛從急性變成亞急性，從亞急性變成慢性。

不過，上述三種成因分類只是初步的區分。**當下背痛演變成慢性，有時是多重原因交織而成，三種機械性下背痛的原因都會混在一起，不易區分**。這類慢性下背痛的病人會有肌肉的壓痛點，同時躺久、

坐久也會像腰椎退化常見的不舒服，甚至咳嗽也會加重腰部疼痛，就像椎間盤突出一般，這就是所謂「**複雜型下背痛**」。

下背痛之所以多年高居全球失能疾病的首位，就是因為下背痛一旦轉為慢性，常常演變為複雜型下背痛。在多重病因交互影響的惡性循環之下，單一病因已無法解釋疼痛的全貌。這種慢性疼痛就像無限迴圈般，難以從單一管道斬草斷根，讓治療及復健之路更漫長、更辛苦。

例如：本堂課一開提到造成周杰倫長期下背痛的僵直性脊椎炎，它是一種自體免疫疾病，常見於 20 至 40 歲男性，原本屬於非機械性因素引起的下背痛，然而時間一久，免疫錯亂所導致的腰椎發炎、損傷與退化，最終都會交互影響導致複雜型的下背痛。

下背痛的診斷流程，找出各種可能的線索

由於下背痛的成因多又雜，病人常遊走求助各科別，包括神經內外科、復健科、骨科、家醫科、甚至風濕免疫科等。的確，下背痛可能跟各科別都有些關係，但又不是最主要的關係，就像瞎子摸象，主責的臨床醫師必需發揮柯南本領，才能拼湊病因全貌。

大多數醫師診斷下背痛的流程如下所列，再視疾病的表現與個人需求有所調整：

問病史

詢問病人疼痛的時程、疼痛的性質、什麼動作會加重疼痛或減輕疼痛等問題。除此之外，也會不時提醒，要多問幾個問題排除可怕的潛在病因。例如：下背痛若合併體重下降、發燒，這就要小心潛在的癌症或惡性轉移；若合併突發性的肢體或肌肉無力，要小心血管病變的可能。

身體檢查

主要是看病人的走路姿勢，確認是否有無肌肉骨骼症狀或是其他明顯的皮膚病變（如帶狀皰疹的病灶或疤痕）等問題。

神經學檢查

藉由神經反射、運動及感覺功能評估，判斷脊髓或神經根是否受壓迫。

神經傳導與肌電圖檢查

若上一步驟的神經學檢查異常，醫師通常會進一步安排神經傳導及肌電圖檢查，確認神經根受壓迫的程度；若懷疑脊髓有問題，就要額外再安排下述的影像檢查。

影像檢查

大致有 X 光、磁振造影（MRI）、電腦斷層（CT）及超音波等，視需求選擇檢查儀器。如果懷疑骨骼問題，會安排 X 光或電腦斷層檢查；懷疑椎間盤突出或脊髓病變，則會安排磁振造影或電腦斷層檢查；懷疑肌肉韌帶、關節表面結構或內臟問題，會使用超音波檢查。

影像檢查非萬能，下背痛病因仍需臨床確認

在影像診斷方面有一點想跟讀者特別說明。2005 年一篇發表於《新英格蘭期刊》的文章，提出了一個觀點，**「當核磁共振影像顯示有問題時，並不代表問題就出在此」**。換句話說，影像中有看到結構上的異常，病人不見得會有症狀。反之，有症狀的病人，其病因也不一定是影像中的結構異常。其實，大多數沒有症狀的人，進行腰椎核磁共振掃描，也會多少發現程度不一的椎間盤突出。

所以，很多人做完核磁共振檢查，看到自己有椎間盤突出的情形，就直接將自己的下背痛和此結構異常做連結，這就是過度解釋。當腿麻的部位跟椎間盤突出所壓迫的神經分布不同，那就要另尋原因。骨刺也是。比如說這個人在 X 光檢查顯示有輕微骨刺，我們可以直接說他的下背痛是骨刺造成的嗎？那也不一定！**下背痛複雜的地**

方就在於：**影像異常可能不是你痛的主因！**因為影像異常而動刀，結果背痛沒好反而加重的例子時有所聞。因此，診斷下背痛最大的迷思，就是只根據影像結果而忽略了其他因素的交互作用。

慢性下背痛的藥物治療、非藥物治療與日常保健

正因為多數的慢性下背痛來自多重原因的交互作用，因此，藥物治療、非藥物治療、與日常保健都同等重要。

當下背痛處於急性期時，可以使用消炎止痛藥，通常是非類固醇類消炎藥、乙醯氨酚，有些人還會使用類嗎啡製劑或肌肉鬆弛劑。**慢性疼痛時，建議使用神經穩定劑，一般可選用三環抗鬱劑或抗癲癇藥物來做治療。**

非藥物治療有很多方式，復健與物理治療是很多人會選擇的治療方法，目的在強化核心肌群、減輕疼痛。其他像是經皮神經電刺激、震波治療也有人使用。另外也有一些侵入性的治療方式，例如：注射葡萄糖水或玻尿酸、PRP 增生治療等。不管是哪一種治療方式，都需要經過專業的評估後再進行，才是最恰當的。

下背痛非開刀不可的兩個原因

關於下背痛的治療，能夠進行保守治療就保守治療，這是一般大家都認同的原則。當下背痛走到開刀這條路時，原因只有以下兩個：

● **有壓迫神經的明確證據**：例如下肢肌肉無力甚至萎縮、腳板翹不起來（垂足）、持續性腳麻、間歇性跛行等等。

● **脊椎結構不穩定**：例如腰椎退化所引起的脊椎滑脫症，若因此導致脊椎結構不穩定時，就必須直接用手術的方式來做減壓及固定，降低對神經的壓迫。

當疼痛已嚴重影響生活品質，且有上述兩個原因之一，我們才會建議病人接受手術治療。否則白挨一刀，疼痛依舊在，那只是進入另一個惡性循環而已！

打造良好生活型態才能遠離慢性疼痛

下背痛和前一堂課的慢性肩頸痛，都和生活型態與姿勢不良有關。因此，保持健康的生活型態、規律運動、避免久坐，也是遠離下背痛的一大重點。時時提醒自己，不要維持同一姿勢超過一個小時，比如坐著一個小時就要起來動一動。

　　另外，選擇一雙好鞋，日行至少 7500 步，能快走就快走，能跑就跑，熱身之後配合深蹲、棒式運動或後面第 12 堂課所教授的簡易運動，只要能強化核心肌群，遠離慢性下背痛不是夢！

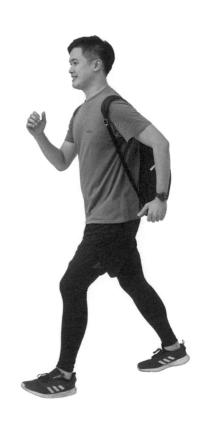

可怕的電流感，惱人的三種神經痛 //////

慢性神經痛，痛起來像「放電」

　　神經痛（Neuropathic pain）的全名是「神經病變痛」。顧名思義，是感覺神經系統病變引發的疼痛。由於這種疼痛來自於神經的損傷，而神經負責傳導電氣生理訊號，因此這種疼痛常會有電擊、針扎、刺痛、突發性抽痛等類似「放電」的短暫性強烈疼痛。較嚴重的個案，則會合併難以描述的感覺神經症狀包括灼熱、冰冷（如凍傷般的痛）、蟲爬感（像螞蟻爬的深層搔癢感）、甚至是輕觸痛（碰到就痛，這也是神經痛的特色），且常合併不同程度的感覺異常，如對觸覺或冷熱刺激的敏感度下降等。

臨床上常見的三大慢性神經痛

　　疼痛可依機轉的不同分為三大類（參見圖一），其中，「神經病變痛」是很特別的一個領域，強調其病因源自於神經的結構性損傷。

　　還記得第三堂課我們談到偏頭痛及其別具特色的搏動感疼痛，但偏頭痛的大腦神經結構大抵是正常的，因此，它被歸類於「功能性疼痛」。近幾年學界將功能性疼痛正式更名為「傷害可塑性疼痛」（nociplastic pain），反映其源自大腦的功能性改變（即所謂可塑

傷害感受性疼痛
發炎、外傷、
手術、癌症等

神經病變痛
糖尿病、帶狀皰
疹、三叉神經痛

傷害可塑性疼痛
偏頭痛、
纖維肌痛症

圖一、疼痛可依機轉的不同分成三大類

性），而沒有結構性損傷。至於第四堂課的肩頸痛以及第五堂課的下背痛，我們有提到大多數病人其實都是肌肉（筋膜炎）或骨骼（退化關節炎等）因素所致，這些都是歸屬於第三類的疼痛：「傷害感受性疼痛」（nociceptive pain），強調疼痛源自於「非」神經系統的結構損傷。

臨床最重要的慢性神經痛有三種：**糖尿病神經病變痛、帶狀皰疹後神經痛及三叉神經痛**。以下依序介紹：

糖尿病神經病變痛是糖友的噩夢

記得年輕時在台北榮總擔任神經內科的住院醫師，每每幫病人做神經學檢查時，都要測試巴賓斯基反射（Babinski reflex）。這是最重要的神經學檢查（堪稱神經科醫師的代表動作），也就是用神經扣

診槌的鈍尖端，從病人的腳跟部向前劃足掌外側緣，看病人有沒有拇趾背屈、其餘 4 趾扇形展開的不正常反射性動作，有的話代表大腦或脊髓可能有損傷。

印象很深的是，總有一群病人被我這輕輕一劃，痛得腳迅速縮回甚至哇哇大叫，還有人眼淚直流。原本我以為自己施力過當，還深刻檢討自己，下次手勢要再輕柔點，後來才發現這些病人都血糖偏高或有糖尿病，潛在已有週邊神經病變所引發的神經痛，才會對我的輕觸刺激一碰就痛。

另外，小腿抽筋，許多病人都會到神經內科求診。有好幾次我問病人：「你有沒有血糖的問題？」病人否認。結果一檢查就發現血糖高，而且神經傳導檢查也顯示，病人已有糖尿病引起的多發性神經病變。

的確，糖尿病是神經病變最重要的成因。糖尿病會影響人體末稍組織的微循環，所以特別容易引起人體週邊神經的損傷而導致神經病變。糖尿病超過一年，約有 10% 病人會出現神經病變，超過 25 年的患者，可能高達 40 ～ 50% 會出現神經病變。

糖尿病神經病變最常見的早期症狀就是對稱性的肢體末稍麻木，除了觸覺不再敏銳，有時手指及腳趾會出現類似戴手套、穿襪子的感覺。此外，下肢末稍通常會比上肢末稍先受影響（這時巴賓斯基反射

刮腳底會超痛），然後逐漸往肢體近端延伸擴大，若影響到小腿的末稍神經就容易抽筋。

除了肢體末稍麻木以及感覺變鈍，糖尿病神經病變的病人每五位至少會有一位感受到觸電、針扎、刺痛、甚至灼熱、冰冷、蟲爬感等神經痛的症狀，這就是所謂的「糖尿病神經病變痛」。像這種神經痛的症狀，會大幅影響生活品質，醫學研究甚至發現很多人會合併憂鬱症。

此外，很多人都是在夜深人靜時症狀變嚴重，特別干擾睡眠，我還記得有病人跟我說他麻痛到醒來以為是鬼壓床！當然，血糖不穩定對末稍神經的影響不只是主掌感覺與疼痛的神經，運動神經、自律神經也會一併受影響，導致肌肉萎縮、無力、傷口不易癒合。

控制血糖、定期檢查、注意保養，有助改善

糖尿病神經病變的診斷並不難，經由醫師詳細問診、配合臨床神經學檢查與神經傳導、肌電圖檢查即可確定診斷。目前也有健保給付的有效藥物，如抗癲癇藥、抗憂鬱劑、維他命 B12 等等可以使用，但根據統計，約 12.5% 的糖友未曾向醫師提及疼痛症狀，39% 的糖友神經病變痛沒有得到適當的治療。因此，**提高警覺、及早發現才能及早治療，恢復正常生活品質**。

糖尿病可引起全身系統的後遺症，包括心血管病變、視網膜病變、腎病變與末稍神經病變等，其中又以神經病變最容易被忽略，但後果可能極嚴重。目前已知，糖尿病併發神經病變的危險因子包括高齡、男性、血糖控制不良、合併眼底視網膜病變等。糖尿病病程愈久，神經病變機會愈大。由此顯示，血糖控制良好與否及代謝產生的變化，與致病機轉有密切關係。因此，每一個糖尿病人都應該提高警覺，定期請神經科醫師做一次完整的檢查，以便及早發現、對症治療。

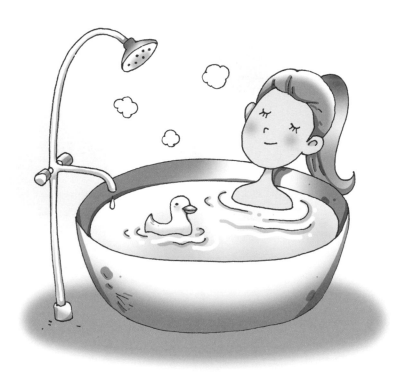

除了血糖控制、定期神經科檢查外，在日常生活保養方面，糖尿病神經病變應特別留意手足的保護，避免末稍神經受刺激與傷害。例如：天涼時可以戴手套、穿襪子來保暖；鞋子應透氣、合腳，避免穿尖頭或高跟的鞋子或是涼鞋；穿鞋前先檢查鞋中有否異物，剪指甲不要剪太深，並應隨時檢視足部以免受傷而未察覺；局部按摩、溫水浸泡等，有助血液循環。最重要的是，規律運動，對血糖控制與糖尿病各種後遺症的預防，絕對好處多多！

帶狀皰疹俗稱「皮蛇」，好發於免疫力低下者

帶狀皰疹俗稱「皮蛇」，是感覺神經受到帶狀疱疹病毒（Varicella zoster virus）感染所致，特徵是沿著受感染神經所分佈的皮膚帶狀區域，出現群聚型的紅疹與水泡，絕大多數病人會合併局部劇烈的神經痛。

其實，帶狀皰疹和水痘都是由同一種病毒所引起的。台灣自民國 93 年起才全面施打免費水痘疫苗。因此，90 年代前出生、小時候曾長過水痘的病人，帶狀疱疹病毒在水痘痊癒後，就潛藏在感覺神經節內，等到長大後免疫力下降時就會再次復發，例如生病住院、癌症、情緒低落、壓力大、睡眠不足等。糖尿病人免疫力下降，也是帶狀皰

疹的好發族群。據統計，50 歲以上有高達 15 ～ 20% 的人長過帶狀皰疹。

　　帶狀皰疹剛開始發生時，病患會先有身體某些部位產生類似神經痛的不適感，此種不適感通常只發生在身體的單側，且好發於軀幹。在這一階段，水泡還沒有出現，許多人以為是普通的胸痛、背痛或腰痛，即使求診也很難說清楚症狀，因此很難早期診斷。唯有較警覺的醫師意識到這是單側、急性出現的神經痛，才會懷疑是帶狀皰疹。通常在神經痛出現三、四天後，皮膚出現典型的紅疹與水泡，即可確定診斷。少數病人會兩側同時發生，通常是免疫不全嚴重失調的病人。

　　在水泡發生後大約一週，便會慢慢開始結痂。再兩、三週以後，紅疹慢慢消失。多數病人會在發病後一個月左右，皮膚逐漸恢復正常，但部份病患會留下疤痕。

　　急性期的帶狀皰疹，醫師一般會開立抗病毒藥治療，如果神經痛嚴重，也可配合抗癲癇藥或其他止痛藥使用。需留意的是，如果紅疹、水泡出現在眼睛上方前額，也就是三叉神經的眼分枝被帶狀皰疹病毒感染，需特別小心併發眼角膜潰瘍，應即時會診眼科醫師，避免留下永久性視力障礙的後遺症。

帶狀皰疹後神經痛，連衣服磨擦都讓人受不了

帶狀皰疹雖然是一次性的發病，可反覆出現，但它有一種常見的併發症，可困擾病人終生，那就是「帶狀皰疹後神經痛」（post-herpetic neuralgia）。一般而言，帶狀皰疹發病一個月後，多數病人不只皮膚的紅疹、水泡等病變大抵結痂癒合，神經痛也會隨之緩解或消失。然而，有 20 ～ 30% 的病人，尤其是高齡族群，往往半年或數年了，患部仍然疼痛。只要神經痛的症狀持續三個月以上，就是所謂的「帶狀皰疹後神經痛」。

帶狀皰疹後神經痛的發生原因，主要是神經纖維在當初急性期帶狀皰疹病毒侵犯破壞後，再生的神經纖維不正常放電所造成的神經痛。針刺、刀割、放電、燒灼感，都是病人對這種神經痛典型的描述。此外，病人還會有「異感痛（allodynia）」這種痛敏感的現象，也就是皮膚局部任何不應造成疼痛的刺激，如輕觸或撫摸，都有可能引發疼痛甚至劇痛。因此，常有病人告訴我：「連內衣的磨擦都讓我無法忍受。」各位可以想像這有多不舒服了吧！

臨床醫師對付惱人的帶狀皰疹後神經痛，一般第一線會選擇口服的神經痛藥物，也就是抗癲癇藥如利瑞卡、鎮頑癲等；皮膚完好者或對抗癲癇藥過敏者，也可選擇利多卡因（lidocaine）貼布。儘管如此，

仍有許多病人對藥物的反應不佳，生活品質大受影響，這時可考慮神經阻斷術等侵入性治療。

帶狀皰疹後神經痛的治療效果因人而異，因此，預防絕對勝於治療。據統計，帶狀皰疹後神經痛在 60 歲以上帶狀皰疹病人的發生率即已高達 50%，而在 70 歲以上更高達 75%。因此，60 歲以上的病人一旦得到帶狀皰疹，建議第一時間就使用抗病毒藥物。

研究顯示，急性期有使用抗病毒藥治療，可降低日後帶狀皰疹後神經痛的機率。此外，現在也有有效的帶狀皰疹疫苗可供自費施打，不但保護期長，也可大幅降低萬一病發之後併發神經痛的機會。

讓人不敢吃飯的可怕疼痛——三叉神經痛

每次提到三叉神經痛，我就會想起一位榮民伯伯。他是我的病人，患有三叉神經痛。多年前，他在我到哈佛進修前夕看診時，哭得一把鼻涕一把眼淚，還說不知道等不等得到我回來，讓我當下不知如何是好。畢竟，醫師在執行業務是沒在掉淚的。除此之外，他還說了一句讓我難忘的話：「陳醫師，感謝你這幾年的治療，沒有你，我連張個口吃飯都不敢。想當年殺朱拔毛，我什麼都不怕。遇到這個痛，我倒真想餓死算了，一了百了。」

　　三叉神經痛就是這麼可怕。三叉神經即第五對腦神經，主管臉部與口腔的感覺，左右臉頰各一條，有三個分支分別通往眼部、上顎和下顎區域，就如同三條叉路，因此稱「三叉神經」。

　　三叉神經痛就是三叉神經不正常放電，目前發病原因不明，只知道它來得快也去得快，每次發作就只有幾秒鐘，最長一分多鐘，但如電擊一般的劇烈抽痛，說來就來，所有病人無不畏懼萬分。根據臨床觀察，三叉神經痛最常發生在三叉神經第二分支，其次是第三分支，第一分支少見，只占不到 5%。因此，多數病人會因為講話、吃飯、洗臉、刷牙等臉部的刺激或動作不定時誘發而害怕，也難怪榮民伯伯連飯都不想吃了。

　　雖然三叉神經痛的臨床表現別具特色，但是許多人會把它和牙痛混淆。一般而言，牙痛持續的時間比較久，通常是鈍痛。此外，牙痛比較局部，但三叉神經痛會連臉皮一起痛。還有，前面提到三叉神經痛常因臉部動作而誘發，牙痛則否。二者務必小心鑑別，才不會發生牙齒拔了好幾顆，疼痛依舊在的悲劇。

　　除了和牙痛要小心區別，臨床醫師在診斷三叉神經痛時，有時也會安排腦部核磁共振掃描，排除一些少見狀況，尤其是當症狀沒那麼典型，或者對藥物反應不佳時。例如：腦幹有腫瘤或膨大彎曲的血管壓迫到三叉神經。如果有上述狀況，還要進一步會診神經外科。

　　典型三叉神經痛的治療，一般先採藥物治療，首選的口服藥物是抗癲癇藥「癲通（Tegretol，學名 Carbamazepine）」。這是治療三叉神經痛最有效的藥，療效穩定，是其他二線藥物比不上的。然而需留意的是，使用此藥前要先進行基因檢測，若 HLA B1502 呈陽性反應，有高比例服用此藥會產生史蒂芬強森症候群（Steven-Johnson Syndrome）這種嚴重的皮膚過敏反應，應改用其他二線藥物。如果藥物療效不佳，難治型的三叉神經痛可尋求神經外科的阻斷或手術治療。

　　三叉神經痛的病程發展因人而異，發作時間從數天到數週，嚴重者甚至可達數月，隨後又進入緩解期。症狀容易反覆發作。雖然三叉神經痛可以藉藥物及手術減少發作頻率、減輕疼痛，但不容易完全治癒，可能不時還是會零星發作，病人可能要有長期治療的心理準備，並與它和平共存。

注意日常保養，避免誘發神經痛

　　慢性神經痛發作時像放電般的短暫劇痛，雖然和其他慢性疼痛不同，用藥也和許多慢性疼痛不太一樣，但日常生活保健的原則倒是大致相同。

　　除了保持均衡飲食、規律運動、充足睡眠、調適情緒、排解壓力等，平時也可適度補充神經營養劑，例如維他命 B 群。維他命 B 群中的維他命 B12，是重要的神經營養素，建議每天補充 500 微克，但多食無益。

　　此外，適度的物理保護措施，避免刺激受傷敏感的神經也很重要。例如：天冷時，糖尿病多發神經病變病患，應穿戴手套、襪子，保護手腳末稍；三叉神經痛患者則應留意頭、臉部的保暖。

　　還有，帶狀皰疹後神經痛患者應盡量選擇材質細緻、舒適的內衣褲，減少衣物的局部摩擦刺激；三叉神經痛病人吃飯、說話、刷牙、洗臉和漱口等動作宜輕柔，均可避免誘發神經痛的發作。

一碰就痛！不是無病呻吟 /////

纖維肌痛症，慢性疼痛大魔王

2017 年 9 月，美國知名女藝人女神卡卡（Lady Gaga）因為纖維肌痛症的關係，無預警暫離歌壇，甚至一口氣取消世界巡迴演唱會的最後十場場次。同年，線上影音平台公開女神卡卡以製作新專輯及準備超級盃中場秀為主題的紀錄片，從影片當中，可以看到她因為纖維肌痛症的影響，身心倍受折磨，也看到她因為疼痛，要先打止痛針才能順利登台。

在台灣，男藝人朱孝天也曾自曝多年來深受纖維肌痛症的困擾。他在網路節目記者會上透露，自己身材忽胖忽瘦、肌肉會痛且無法自主恢復，導致他無法拍戲，也是因為纖維肌痛症。

還有一位大家熟知的人物，現代護理學先驅南丁格爾（Florence Nightingale），同樣也飽受纖維肌痛症的折磨。從克里米亞戰爭時，南丁格爾就開始有全身疼痛的困擾，直到去世前大多數時間都臥病在床，承受無止盡的疼痛及疲憊感。所以，5 月 12 日除了是南丁格爾的生日及國際護師節以外，同時也是世界纖維肌痛日。

常被認為無病呻吟的纖維肌痛症

醫學文獻早在西元 1600 年就有全身痛、類似纖維肌痛症的症狀描述。後來一度稱這種全身痛的症候群為「纖維肌炎」（Fibrositis），因為醫師專家們認為會全身痛可能來自於肌纖維發炎。後來肌肉切片的研究證實，病人的肌纖維組織在顯微鏡下並沒有發炎相關的病理變化，因此，美國醫師公會在 1987 年將此疾病正式定名為「纖維肌痛症」（Fibromyalgia），並由美國風濕病學會在 1990 年建立纖維肌痛症的診斷標準（後面會介紹）。

目前纖維肌痛症並沒有明確的生物標記，換句話說，臨床上並無任何血液、生化、電生理或影像學檢查可以確定病人就是纖維肌痛症。診斷的首要工作反倒是排除其他類似的疾病，如發炎性／退化性關節炎、發炎性肌肉病變、甲狀腺疾病、病毒感染等。也由於纖維肌痛症「看不到、摸不著」，病人因為全身痛尋遍各科，醫師卻都找不出確切的病變，再加上各種檢查都正常，因此常被誤認為無病呻吟。的確，許多醫師不喜歡看纖維肌痛症，有病人還告訴我他被某某醫師轟出診間呢！

纖維肌痛症的好發對象與診斷標準

你以為纖維肌痛症是怪病很少見嗎？錯。根據調查，纖維肌痛症的盛行率大約 2-3%，也就是每 100 人中就有 2、3 人有這種困擾。罹患纖維肌痛症**最常見的年齡是 50 至 60 歲**，但其實任何年齡層都有可能發生。其中，女性罹病的機率高於男性，所以**纖維肌痛症好發的族群即是中年女性。**

根據 1990 年美國風濕病學會所建立的診斷標準，將身體以肚臍為原點劃分為上、下、左、右四個象限、18 個壓痛點。病人必須有 11 個（含）以上的壓痛點，分布於至少三個象限，且持續三個月以上才符合纖維肌痛症的診斷。

後續為了研究需要，美國風濕病學會於 2011 年發表簡易版的纖維肌痛症診斷，並在 2016 年小幅修正定案。新版的診斷方式已不用醫師親自觸壓病人計算有幾點壓痛，而是由病人自主回報自己有哪些部位疼痛的「廣泛性疼痛指標（Widespreads pain index）」，以及是否有合併慢性疼痛的相關症狀如疲累、失眠、健忘、憂鬱等「症狀嚴重程度量表（Symptom severity scale）」，兩者搭配來做診斷。儘管如此，這個診斷方式還是不夠親民好用。

到了 2019 年，美國疼痛學會推行了一個更簡單的診斷方式（你

也可以測測看）：把身體分為頭頸、四肢、胸、腹、上背、下背一共九區，若有**六區（含）**以上有持續三個月以上的疼痛，再加上中重度的疲累或失眠，即符合纖維肌痛症。

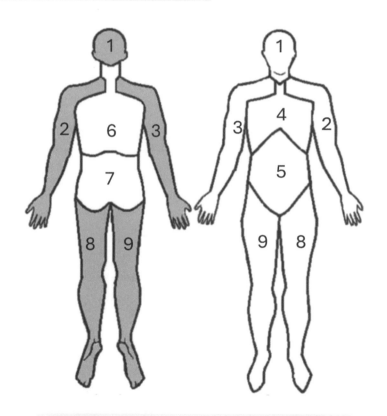

1、頭頸	4、胸	7、下背（含臀部）
2、左上肢	5、腹	8、左下肢
3、右上肢	6、上背	9、右下肢

纖維肌痛症最主要的五大症狀

在醫學院教學的時候，我喜歡用口訣來幫助年輕醫師們記憶：即**「一痛、二累、三失眠、四健忘、五憂鬱」**。2019 年美國疼痛學會的診斷方式只強調前三個，但 2011、2016 美國風濕病學會的標準將五個症狀都列入評估。無論如何，這個口訣都一網打盡，同時也有助大家記住纖維肌痛的五大核心症狀。而這五大症狀，同時也是所有慢性疼痛疾患最終的共同表現。換句話說：纖維肌痛症是慢性疼痛的大魔王。搞懂它，你（妳）就算是解鎖了慢性疼痛。反過來說，如果你有長期難治的疲累、失眠、健忘或憂鬱任何一項，你可以反問自己，是不是常常這裡酸、那裡痛，也符合纖維肌痛症？

以下依序來介紹纖維肌痛症的五大症狀。

一、廣泛性疼痛

廣泛性疼痛是纖維肌痛症最主要的核心症狀，持續時間依定義需長達三個月以上，但臨床上大部分的病人都痛好幾年甚至幾十年。病人所感受到的痛是身體多處疼痛甚至全身疼痛，而非局部性疼痛，除了肢體會痛，前胸後背會痛，還會頭痛（尤其是偏頭痛）和下腹痛。這種痛可以是自發性的痛，也包含壓痛等被觸發的痛。

至於痛的型態，則是因人而異。酸漲、緊縮、鈍痛、刀割等都有人描述，甚至部分病人還有典型的神經痛症狀，包括電流感、針刺感、灼熱、冰冷甚至包括異感痛。總之，病人對痛的描述，恐怕也是集前面幾堂課的大成，各種都有。

至於痛的強度，多數病人是比較穩定的持續性疼痛，但會因為天氣變化、失眠、壓力而暫時加重。此外，很多病人在月經時會經痛。

二、疲累

纖維肌痛症還有一種最重要的症狀即是疲累，包括身體的和心理的疲累。身體的疲累就是指疲勞，而心理的疲累是指一個人沒有辦法有效應付外在的壓力，久了就是我們常說的：心好累。總之，身心的疲累，讓病人無法聚精會神，永遠一副無精打彩的樣子。

三、失眠

睡眠品質不佳有三個層次：睡不著、睡不久、睡不好。睡不著是指入睡困難、睡不久是指睡眠時間很短、睡不好則是指睡眠品質不好。結論就是病人因為上述三個因素而得不到好的睡眠，在清醒後感受不到神清氣爽、活力百倍。

四、健忘

纖維肌痛症病人最常抱怨的症狀之一還包括記憶力或認知功能退化。門診許多病人跟我抱怨：「常常開了冰箱不知道要拿什麼，或者開口忘了剛才想講什麼……」「電話號碼、人名都記不住，看到朋友常常一時叫不出名字……」等等。近幾年因為新冠肺炎的後遺症──「長新冠症候群」，「**腦霧**（brain fog）」一詞大紅特紅，其實，腦霧在過去常常用來描述纖維肌痛症的病人無法思考、記憶變差，忘東忘西、糊裡糊塗，感覺上大腦好像起了一層霧，不太靈光。

根據我們團隊近年的研究發現，纖維肌痛症病人的認知功能變差主要是記憶力、執行能力及語言功能。當然，這些記憶力退化都是可逆的，只要纖維肌痛症改善，這些認知症狀就會緩解，「你又不是退化性的失智症，放心啦！」我在門診常這樣安慰病人。

五、憂鬱

纖維肌痛症的病人幾乎都有憂鬱的症狀。我們團隊過去的研究也發現，纖維肌痛症的病人，有相當的比例曾有自殺的想法或企圖。不過，多數的門診病人並不是重度憂鬱，而是因為長期慢性疼痛的折磨、生活功能大受影響而表現出憂鬱的症狀。其實，除了憂鬱之外，

有焦慮的病人比例更高。

　　我常在門診遇到纖維肌痛症合併焦慮的病人，每次看診都會拿出一張紙，上頭洋洋灑灑記錄了這段期間不舒服的點點滴滴，想一一向醫師說明；甚至是拿出厚厚一疊病歷，記錄過去幾年所有的看病經過和嘗試過的各種治療……。難怪很多醫師都很怕看纖維肌痛症。

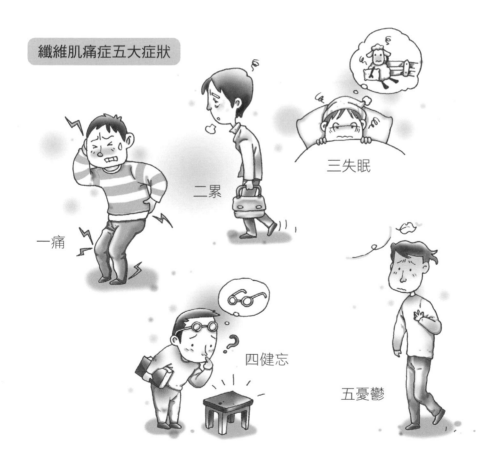

纖維肌痛症五大症狀

一痛

二累

三失眠

四健忘

五憂鬱

常見共病症狀，從頭到腳都不對勁

除了上述五大症狀外，纖維肌痛症還會合併許多「共病症」，也就是常常和纖維肌痛有關，會一起出現的疾病，就像第三堂課提到的，偏頭痛常合併憂鬱一樣。這些共病症對病人生活品質的影響，有些不亞於纖維肌症的五大核心症狀。列舉其中幾個常見的共病症包括：

1、**大腸激躁症**：病人會反覆性腹痛、脹氣、腹鳴、腹瀉及便祕。解便時感覺未完全排空。是一種腸蠕動功能障礙，會受情緒或壓力而誘發及惡化。

2、**間質性膀胱炎**：三大症狀是頻尿（1 天可高達數十次，且每次尿量少）、急尿（感覺必須立刻排尿）、下腹痛（伴隨壓迫感或痙攣）。也是一種功能性障礙，會受情緒或壓力而誘發及惡化。

3、**不寧腿症候群**：病人在睡覺時，常有腿部痠麻、灼熱、像螞蟻在爬或是搔癢等不適感，引發雙腿忍不住要動的衝動。嚴重者白天也無法靜坐不動。目前研究顯示和腦內多巴胺失調有關。

此外，纖維肌痛症病人也是高敏感族群。除了從小就是過敏寶寶，為過敏性鼻炎、氣喘、異位性皮膚炎或蕁麻疹所苦，許多纖維肌痛症病人也對許多食物或化學物質敏感，包括：味精、麩質、食品添

加物、藥物等等，可說是「吃這個也癢、吃那個也癢」。

　　另外，病人對各種環境刺激也很敏感，例如：氣候變化、溫濕度變化、強光噪音等等。對於身心各種壓力，纖維肌痛症病人更是高度敏感，情緒受到干擾之後，壓力又更大，形成一種無限迴圈。這些病人為什麼會比較敏感呢？研究顯示，纖維肌痛症的大腦敏感度失調，就像音響的擴大機，會放大各種內在情緒壓力或外來環境刺激帶來的感受。

　　此外，將近一半的病人其周邊神經也有問題。人體的周邊神經系統根據神經纖維的粗細，有分大神經及小神經兩大類。其中大神經主要負責運動功能、觸覺與本體感覺；小神經則負責痛覺、溫度覺與自律神經功能。纖維肌痛症的病人，主要是小神經病變，所以很多病人的皮膚會有類似放電的刺痛感。除此之外，**眼乾及口乾**的症狀也很常見，因為自律神經主掌口水及淚水的分泌。

　　墨西哥畫家芙烈達・卡蘿（Frida Kahlo）曾有一幅自畫像叫做《破碎的脊椎》（The Broken Column），描繪自己因重大車禍脊椎受傷後，長年全身疼痛。根據文獻記載，她被醫師診斷為纖維肌痛症。畫中的她，眼角垂淚，表情哀傷，全身佈滿了釘子，就像前面提到的小神經病變，刺痛感遍布全身。

病因複雜，「壓力」也是致病因子

纖維肌痛症的症狀真的是從頭到腳，從中樞（大腦）到末稍神經與肌肉，琳瑯滿目、包山包海。你一定很好奇，是什麼原因造成此疾病產生呢？很可惜，答案只有四個字：目前未明。然而，根據臨床觀察，纖維肌痛症的成因，就像第三堂提到的偏頭痛，也是先天遺傳體質與後天環境因素兼具。其實，這兩種慢性疼痛都屬於「傷害可塑性疼痛」，大腦結構並沒有明確的組織損傷或結構改變，主要是功能的改變，就像前面提到的擴大機。

在先天遺傳方面，臨床觀察發現，纖維肌痛症有家族遺傳傾向。病患的子女，常常也對痛覺敏感或有類似病況。

至於後天環境因素，各方研究都顯示，以「壓力」為最重要的致病因子。纖維肌痛症好發在中年，這個年齡層，誰不是壓力山大的三明治世代？上有父母、下有子女、外有工作、內有家庭，疊加之下，也難怪門診有看不完的這裡痠、那裡痛。若再加上基因體質，很有可能就變成那 2%（纖維肌痛症的盛行率）。

然而，更深遠的壓力，來自於兒時的心靈創傷。研究調查顯示：許多纖維肌痛症的病人，兒時都曾經歷過情緒 （如父母離異）、身體 （如體罰、家暴）甚至性方面 （如性侵、MeToo）的重大創傷。

我的門診病人也有許多在發病的數年前，經歷車禍、重大手術、嚴重感染等身體創傷，及後續的法律訴訟、手術失敗或恢復不良等精神壓力，逐漸演變成無法調適的全身疼痛。

身體的「痛」其實是心靈的「苦」

其實，這些**身體的「痛」**，早已超越當初受傷的範圍，用**心靈的「苦」**來描述，可能還更貼切。

女神卡卡之前曾在媒體公開淚訴 19 歲時被性侵，也曾經在演唱會上骨盆受傷，這種種深遠與近期的身心創傷與壓力，很有可能是她後來纖維肌痛症發病的原因。

中研院近年新的研究結果也支持心理壓力可以誘發慢性疼痛。研究小組讓小鼠反覆聽持續一段時間的噪音，在這種反覆的間歇性心理壓力刺激後，小鼠會表現出慢性疼痛症狀，伴隨疲勞及焦慮等行為變化，就像纖維肌痛症典型的臨床表現。

長期壓力之下所導致的內分泌失調，可能也是纖維肌痛症的成因之一。近年我們在台北榮總的研究也發現：纖維肌痛症跟可體松（cortisol）這種壓力荷爾蒙的低落有關。可體松的濃度波動在一天當中，起床時是中等高度，起床後半小時達到最高峰，接著開始往下

降，在睡覺前達最低。但是，纖維肌痛症病人的可體松波動不但變得平緩，而且整體濃度跟正常人相比都比較低。

有正常的壓力荷爾蒙，人體才能應付各種壓力。因此，**纖維肌痛症的可體松分泌反應鈍化**，可能導致患者無法有效應付各種壓力，除了提不起勁、沒有鬥志、工作效率低落外，我們的研究也顯示，患者的記憶力下降、專注力不足亦與此有關。

纖維肌痛症的四個治療重點

纖維肌痛症的症狀表現雖然因人而異，且嚴重程度不一，但只要把握五大核心症狀，再輔以共病症、其他相關症狀的評估，醫師大抵就可以確定診斷並擬定比較精準的個人化治療。整體而言，纖維肌痛症的治療還是有四大通則，以下依重要性依序介紹：

正確認識纖維肌痛症

也就是衛教。所有疾病，都有衛教，但在纖維肌痛症的治療計畫中，衛教實在太太太重要了，不得不講三遍。

在我的臨床經驗中，透過病解（病情解釋），讓病人了解自己為什麼疼痛、為什麼這麼不舒服卻查不到原因，只要他懂，病情就好了

一半。不知多少次，我花三分鐘和病人談談壓力，尤其是兒時的創傷，許多人理解到這個連結，眼淚早以不聽使喚。

能夠恍然大悟潛在的成因，才能避免病人一味追求各種無明顯實證的新式治療，並充分配合後續的藥物與非藥物治療處方。此外，我會清楚告訴患者，纖維肌痛症絕非罕病（你一點也不孤單），也不是不治之症（你一定會好）。只要透過日記記錄，堅持運動與配合藥物治療，醫病共同努力，最終一定能走出看似無限迴圈、暗黑深淵的纖維肌痛症。

循序漸進的規律運動

在了解病情之後，接下來最重要的纖維肌痛症治療，就是運動。你沒看錯，不是吃藥。我記得有一本纖維肌痛症的原文專書，還把運動的重要性，比擬為地段之於房地產投資。有氧運動除了改善心肺功能，更能透過自律神經的調控，緩解慢性疼痛。此外，運動本身就能紓解壓力、改善疲勞、並促進具止痛功能的腦內啡分泌。

目前研究最強調的，就是有氧運動，如慢跑、游泳、自行車等。若能在有氧之前配合短暫的伸展運動（例如暖身操等）、有氧之後適度做一些阻力運動（如啞鈴、吊單槓等）、或選擇複合型的運動（如瑜珈、氣功、太極等），都對纖維肌痛有幫助。太極拳對纖維肌痛的

生活品質與功能改善，還是臨床最頂尖期刊《新英格蘭醫學期刊》認證過的呢！第 12 堂課，我們會針對慢性疼痛的運動治療進一步討論。

舒緩壓力的非藥物治療

除了運動，有些非藥物治療可能有助於纖維肌痛症的症狀緩解，包括：按摩、針灸、SPA 水療、高壓氧、靜脈雷射光療與認知行為治療等等。認知行為治療有很多不同的形式，包括正念冥想、壓力釋放技巧或生物回饋療法等，主要是讓心理壓力得到舒緩。我們會在第 10 堂課進一步介紹壓力管理。

改善疼痛及生活品質的藥物治療

目前健保有核准抗癲癇藥「利瑞卡」（Lyrica®，學名 pregabalin）或抗憂鬱劑「千憂解」（Cymbalta®，學名 duloxetin）用於纖維肌痛症的治療。另外三環抗鬱劑「德利能」（學名 amitriptyline）也是臨床常用的有效藥物，均可同時改善病人的疼痛及生活品質。通常病人不會因為藥物治療就完全止痛，但只要規則服藥，配合運動等非藥物治療，生活功能與品質多半會先改善，甚至比疼痛的緩解還明顯。

積極治療，終結疼痛不是夢

纖維肌痛症的相關症狀與共病症可說是從頭到腳、琳瑯滿目，集所有慢性疼痛疾患之大成，堪稱「慢性疼痛大魔王」。儘管如此，得到纖維肌痛症，只要配合上述四大治療通則，持之以恆，人生還是彩色的！

本堂課受限篇幅，無法在此詳盡介紹各種纖維肌痛症的日常保健、藥物與非藥物的治療注意事項，接下來的 7 堂課，讓我們就這些議題一一拆解，告訴你所有能改善纖維肌痛症的行動方案。既然纖維肌痛是終極的慢性疼痛，這些行動方案，能適用於所用的慢性疼痛。

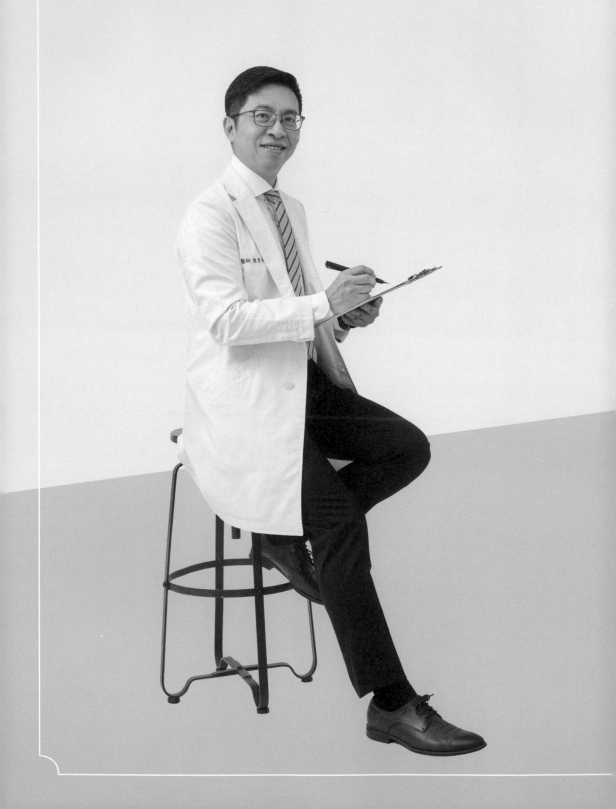

Part 3

慢性疼痛的
藥物治療迷思與
另類療法

慢性疼痛病程漫長，有時可能因為一些原因，治療一半沒有太大改善就失去信心。Part 3 將破除 10 大藥物治療迷思，正確治療，終結慢性疼痛。另外，各國慢性疼痛的治療指引建議採多元治療，因此，Part 3 也將介紹各種輔助與另類療法。

你所熟知的止痛藥只能治標 //////
慢性疼痛的藥物治療迷思

在前面幾堂課我們已經根據部位簡介了常見的慢性疼痛疾患，也簡單提了一下相關的治療。然而，慢性疼痛病程漫長，許多人治療到一半就失去信心，不知為何而戰（為何要繼續吃藥）。如果回診又從醫師端得不到滿意的答案，往往不了了之，中途而費，枉費先前醫病雙方的努力。

多年的臨床經驗告訴我，慢性疼痛藥物治療失敗的原因主要有三點：

1、對於治療的原理、副作用、預期的效果和改善的進程不了解，而自行調整或停藥。

2、疼痛短期惡化時，急性治療失敗或用藥方式錯誤。

3、忽略規律運動、生活習慣、壓力管理與日記記錄的重要性。

慢性疼痛的治療之路漫長又孤獨。每每在神經內科門診結束後，我會短暫回顧今天和慢性疼痛病人互動的過程，誰提出了他的困難或

疑惑？我怎麼解決？他了解嗎？我鼓勵了誰？他能堅持嗎？的確，短暫的看診互動，和病人回家後面對疼痛的漫長抗戰，確實無法相比，但我堅信，「知識就是力量」。

多年的看診經驗，我整理出病人對慢性疼痛的藥物治療常見的 10 大迷思。本堂課就讓我們以此 10 大迷思為架構，解構慢性疼痛的藥物治療通則與實務。除補綴前面章節的不足，更希望所有病人能破除迷思，早日脫離疼痛威脅，奪回彩色人生！

迷思 1、慢性疼痛只能靠止痛藥來治療？

讀者或許有發現，慢性疼痛的治療，前面幾堂課提到的都是抗癲癇藥、抗憂鬱劑之類的神經穩定劑，跟大家想像用普拿疼之類的止痛藥有很大的不同。其實，**止痛藥無法治好慢性疼痛**，只能治標，也就是在疼痛突然惡化時短暫使用（參考 P.122 表一）。**神經穩定劑才能治本**，但需長期規則服用一段時間（參考 P.123 表二）。

治本 vs. 治標，每個藥的治療角色一定要界定清楚。治本的藥如果隨意變動劑量或吃吃停停、有痛才吃，無法發揮穩定神經、緩解疼痛的效果。反之，治標的急性止痛藥如果當做治本的治療方式長期使用，不但要小心傷胃或肝腎方面的副作用，有偏頭痛體質的病人反而

會有「止痛藥過度使用」的成癮風險，導致偏頭痛從陣發性變成難以治療的慢性偏頭痛，在第 3 堂課「慢性頭痛」一節我們有強調，不可不慎。

表一、三種類型止痛藥比較表

類型	非類固醇類消炎止痛藥	中樞止痛藥	麻醉性止痛藥
常見藥品	布洛芬（ibuprofen）	乙醯胺酚普拿疼（acetaminophen）	嗎啡（morphine）
緩解疼痛症狀	經痛、頭痛、肌肉痛、牙痛、退燒、抑制發炎	經痛、頭痛、肌肉痛、牙痛、關節炎	晚期癌症劇烈疼痛、術後傷口疼痛
副作用	過敏、傷胃和腎	大量服用易造成肝中毒	嘔吐、便祕、暈眩、輸尿管及膽管痙攣等
備註	成癮風險低	藥局販售的感冒成藥含有此成分	容易成癮，需經醫師診斷評估才可使用

資料來源：食藥署

表二、慢性疼痛常用的神經穩定劑比較

類型	藥品學名	商品名（例）	主要適應症	常見副作用
抗癲癇藥	Pregabalin	Lyrica 利瑞卡	糖尿病神經病變痛、帶狀皰疹後神經痛、纖維肌痛症、慢性下背痛	頭暈、嗜睡、肢體水腫
	Gabapentin	Neurontin 鎮頑癲	帶狀皰疹後神經痛	頭暈、嗜睡、肢體水腫
	Carbamazepine	Tegretol 癲通	三叉神經痛	白血球變少、低血鈉、使用前應先基因檢測（HLA B1502）避免嚴重皮膚過敏反應
	Topiramate	Topamax 妥泰、Trokendi 妥偏停	慢性偏頭痛	肢體末稍發麻、思考障礙、體重降低、尿路結石、青光眼

抗癲癇藥	Valproate	Depakine 帝拔顛	慢性偏頭痛	肝功能障礙、白血球變少、體重增加、落髮、手抖
抗憂鬱劑	Amitriptyline	Pinsaun 平躁、Trynol 德利能	慢性偏頭痛、慢性筋膜炎、糖尿病神經病變痛、纖維肌痛症、	便祕、排尿不順、口乾、嗜睡、體重增加
	Duloxetin	Cymbalta 千憂解	糖尿病神經病變痛、纖維肌痛症	噁心、便祕、排尿不順、口乾
	Venlafaxine	Effexor 速悅	慢性偏頭痛	噁心、便祕、口乾、盜汗、心悸、高血壓
麻醉藥（貼布）	Lidocaine	Lidopat 遠疼貼	帶狀皰疹後神經痛	局部皮膚反應、暈眩、噁心

註：用於慢性偏頭痛預防療法的乙型阻斷劑、鈣離子阻斷劑及其他新式注射型預防藥物也是廣義的神經穩定劑，詳見第三堂課附表，此表未列入。

迷思 2、慢性疼痛很嚴重，要吃嗎啡類才壓得下來？

嗎啡類屬於麻醉性止痛藥，一般民眾都知道這類藥物是管制用藥（註：管制藥品分四級，嗎啡類屬於第一級管制藥品）、會成癮且止痛效果強。尤其聽到身邊親友的癌症治療、嚴重外傷、手術或臨終時常需仰賴嗎啡止痛，就直覺認為這是最強效、最終極的止痛藥。然而，嗎啡類藥物對於前面幾堂課所提到的非癌症相關的慢性疼痛，不但沒有緩解的效果，還會適得其反，讓治療更加棘手。

嗎啡類麻醉性止痛藥因為藥理作用的關係，**長期使用嗎啡反而會導致人體對疼痛的敏感性增加**（Opioid-induced hypersensitivity）。甚至對於偏頭痛來說，有明確的臨床實證指出，嗎啡類對於慢性偏頭痛治療，只會火上加油，讓病人更敏感，百害而無一利！即使是慢性疼痛大魔王「纖維肌痛症」，基礎研究也沒有發現腦內嗎啡系統有任何失調的證據支持嗎啡類止痛藥的使用。因此，一般建議，若非癌症相關因素使用嗎啡類麻醉性止痛藥，宜配合醫師指示短期使用，原則上不要超過兩週，且應時時監控是否出現鎮靜嗜睡、呼吸抑制等嚴重副作用。

值得一提的是，有些藥品不是單純的嗎啡類，但也有嗎啡類作用。其中最常見的，就是 Tramadol 這個藥，中文藥名包括卡莫德、

妙而通或治爾疼等，屬於第四級管制藥品。這個成分的藥物常以合併乙醯氨酚的複方形式出現，即 Tramadol 37.5mg + Acetaminophen 325mg，中文藥名包括及通安、服安痛或立除痛等等。

據統計，國人每年約吃掉 1 億顆含 tramadol 的止痛藥。用量如此驚人，除了反映國人龐大的止痛需求外，可能和它相對不傷胃、不傷腎，且管制等級、成癮性不如嗎啡類這麼高有關。然而，近年研究發現，Tramadol 是一種不可預測且具相當成癮性的藥物，雖然號稱不傷胃也不傷腎，但長期使用仍有許多類似嗎啡類的嚴重副作用，包括呼吸抑制、癲癇發作、低血糖和低血鈉等，且一樣會導致疼痛的敏感性增加，不利慢性疼痛的控制，應當謹慎且節制使用。

迷思 3、開立抗憂鬱劑是懷疑我的疼痛是憂鬱症造成的？

前面提過，抗憂鬱劑是常用的慢性疼痛處方藥，使用者不一定要有憂鬱。抗憂鬱劑可以增加大腦的神經傳導物質如血清素、正腎上腺素等，讓大腦化學更平衡，神經更穩定，進而改善各種慢性疼痛。

當然，憂鬱是各種慢性疼痛最常見的共病症之一。如果病人有憂鬱，用抗憂鬱劑來調節慢性疼痛同時改善情緒，可說是一石二鳥，發揮藥理學上的綜效。然而過去曾有研究發現，Duloxetin（千憂解，

詳見 P.123 表二）這個抗憂鬱劑治療纖維肌痛症的療效，只有一部分來自憂鬱症狀的改善。所以，下次當醫師開立抗憂鬱劑給你治療慢性疼痛，別再問醫師：「我又沒憂鬱，為什麼要吃抗憂鬱劑？」（這個問題我每個月都會聽到好幾次⋯⋯）

同樣的，也有人會問：「我又沒癲癇，為什麼要吃抗癲癇藥來止痛？」抗癲癇藥許多病人聽到都排斥。其實，癲癇藥的作用原理，也是透過神經傳導物質及離子通道的調控，發揮穩定神經興奮性的效果，進而改善慢性疼痛。例如最主力的抗癲癇藥—Pregabalin（利瑞卡，詳附 P.123 表二），就是作用在神經細胞的鈣離子通道，抑制疼痛訊號傳回腦部，就像把疼痛訊號的擴大機關掉一樣。

迷思 4、慢性疼痛大家用的藥都類似？

有許多病人會分享自己的處方給同病相憐的好友試試，例如安眠藥。然而，慢性疼痛的表現相當多樣化，共病症、相關症狀都因人而異。如果只是急性止痛藥，例如市面可購得的中樞止痛藥（普拿疼類），分享給朋友暫時使用倒無妨。但需處方的神經穩定劑，則是醫師根據病人的過去病史、過敏史、臨床表現、共病症、嚴重度等多重因素最終做出的處置決策，只適用於當事人。

此外，神經穩定劑的劑量、配伍（單方或併用）、頻次、使用期間等，多半也是醫師為病人量身打造，不見得適用於他人。因此，慢性疼痛的治療，還是應由醫師充分評估後開立，下次別再跟閨蜜分享，這樣不但得不到按讚，還可能因為副作用而被抱怨唷！

迷思 5、神經穩定劑可以等痛到不行再吃？

這是錯的！神經穩定劑要發揮穩定大腦的效果，就要一段時間長期的規律服用。你想想，如果投藥的時間不穩定，藥物濃度大幅波動，要如何發揮穩定神經的功效？因此，不論大痛與否，**神經穩定劑應該每天規則使用**。有大痛的日子，疼痛短期惡化，可以配合急性止痛藥使用，以免大痛影響生活品質或規律運動。反之，如果常常大痛，急性止痛藥短期之內頻繁使用，倒是可以提早回診，和醫師討論是否增加神經穩定劑的用量，如此可以避免急性止痛藥過度使用與成癮風險。

補充一點，神經穩定劑的使用，應遵循「start low, go slow」的原則，先從少量開始，讓人體逐漸適應，然後逐步增加劑量，直到症狀有感進步，再持續使用一段時間。一般的慢性疼痛，可能需持續 3 ～ 6 個月；複雜型的慢性疼痛（例如合併止痛藥過度使用、憂鬱等共病

症、或疼痛範圍較廣泛的纖維肌痛症），則可能需 6 ～ 12 個月。

另外，神經穩定劑的藥理特性，一般都有些許嗜睡的副作用，一開始使用建議選擇「晚飯後」單次使用。不但不用擔心白天用藥影響上班上課，也可以避免睡前配水服用容易夜尿干擾睡眠。

在穩定治療之後如果疼痛明顯改善，神經穩定劑也不宜驟然停藥，應逐步、階段性減藥，避免疼痛反彈。若疼痛反彈，可回歸前次劑量，持續一段時間後再重啟減藥程序。

另外，用藥期間如果遇到可能的副作用，輕者可以先忍耐、再觀察。畢竟神經穩定劑及其他許多神經科用藥，在連續使用一小段時間後，副作用會逐步適應。如果嚴重難耐，只好先暫停用藥並提早回診和醫師討論如何調整或換藥。

迷思 6、神經穩定劑和止痛藥要分開吃嗎？

不需要。醫師如果同時開立治本的神經穩定劑和治標的止痛藥，就代表這兩種藥物可以同時使用。止痛藥雖然是疼痛突發惡化時視情況使用，但有時發炎情況明顯，醫師會要求病人神經穩定劑治療的初期，先連續服用一段時間的急性消炎止痛藥。因此，治療前一定要和您的醫師確認治療方式。

此外，有些病人因病情或共病症複雜、單方藥物療效不佳或無法適應更高劑量，醫師會選擇兩種、三種的神經穩定劑複方併用，甚至止痛藥視病況也可以複方併用。這些情形都不需要分開吃藥，併服即可。

倒是有些慢性疼痛的病人同時在吃中藥。一般我們會建議病人，中藥、西藥相隔 1-2 小時吃。但需留意的是，並非間隔服藥就能避免所有交互作用。最好併用前，再跟處方的中西醫師諮詢確認。

迷思 7、肌肉鬆弛劑可以安眠、放鬆、改善慢性疼痛？

肌肉鬆弛劑可以放鬆肌肉，治療肌肉痙攣、肌肉緊張引起的痠痛、僵硬和不適。因此，許多慢性疼痛的病人認為它能安眠並改善其疼痛。

根據作用機轉，肌肉鬆弛劑可分為兩類：神經肌肉阻斷劑和解痙劑。前者主要透過干擾神經肌肉末端的神經傳導達到減輕疼痛和放鬆的效果，多用於重症病人或麻醉手術。後者解痙劑則是用來治療骨骼肌肉痙攣、急性肌肉痛、和神經肌肉異常收縮等問題。市面上可購得的多屬解痙劑，常見的種類包括：倍鬆（Befon）、舒肉筋新（Solaxin），鬆得樂（Sirdalud）、美飛舒肌（Mephenoxalone）、

瑪舒可或服樂適（二者學名都是 Cyclobenzaprine）等等。

雖然肌肉鬆弛劑的藥理作用確實有助於肌肉放鬆，但通常只對急性期的肌肉損傷或痙攣有部分效果。對於慢性疼痛疾患常見的肌肉緊繃疼痛，目前並無臨床實證證明有效。唯一例外的瑪舒可或服樂適（Cyclobenzaprine），有小型研究顯示對纖維肌痛症的疼痛或失眠有部分效果。肌肉鬆弛劑有嗜睡的副作用，服用後不宜駕駛交通工具；年長者使用也要留意跌倒風險；再加上它和安眠藥、抗憂鬱劑、抗生素或口服避孕藥等可能有交互作用，因此，**慢性疼痛的藥物治療不建議長期併用肌肉鬆弛劑。**

迷思 8、用藥一個多月還是痛，那藥是否對我沒效？

慢性疼痛的治療有效沒效，大部分病人都以為是看疼痛的強度。例如：用 0-10 分的數字量表來評量，治療前 6 分痛，治療一個月後變 4 分痛，有些病人可能覺得有改善，有些則不覺得。其實，疼痛程度改善多少才算有效，本來就非常主觀，但就目前疼痛領域的研究來說，**改善 30% 就算有意義的改善**。

另外，慢性疼痛經過藥物治療，改善最明顯的，不見得是疼痛的強度。過去許多慢性疼痛的藥物試驗或治療研究發現，生活品質或失

能程度的改善，可能比疼痛指數下降的程度還要明顯。當然，藥物試驗的解盲成功與否，端視該試驗所選擇的主要療效指標（primary outcome）。

但就臨床的個案治療來說，我倒是會反問病人：「吃這個藥雖然疼痛沒有明顯改善，但是你的**生活品質**（例如：睡眠品質、疼累程度、認知功能、情緒及壓力）或**失能程度**（工作效率、請假次數、運動耐力、伸展程度、走路速度等）有沒有任何改善？」經過這樣的引導，病人會比較深刻體會藥物對他究竟有無幫助。

其實，神經穩定劑的效果並非一蹴可幾，治療過程需保持耐心。例如，治療纖維肌痛症或其他慢性疼痛的主要藥物「利瑞卡」，需從小量開始逐步增加劑量到適合個人的治療範圍，少說至少也要一、兩個月，藥效才算穩定，太早判定藥物無效，可能言之過早。

對付這種沒有耐心的病人，我還有一招：「請他停藥」。其實很多病人下次回診會告訴我：「有差！」經過這麼測試，很多病人又乖乖把藥吃回去了。至於真的沒效的病人，有兩個選擇。如果病人對既有藥物有副作用反應，就直接換藥。如果尚可適應，可併用其他藥物嘗試複方治療。

迷思 9、神經穩定劑要吃一輩子嗎？

　　當然不用。慢性疼痛雖然難纏，但隨著醫學的進步、病因的破解與治療的優化，目前，醫界對於慢性疼痛的治療，都知道要採取全方位的治療：從一開始的病情解釋、治療計畫的擬定、最後啟動**藥物、非藥物、與日常生活保健**（包括運動、健康飲食、規律坐息等）的多元治療，彼此相輔相成，而且許多決策都需要病人與醫師共同參與，即所謂的「醫病共享決策」（Shared Decision Making，SDM）。由於每個病人的喜好與價值觀都不一樣，共享決策，才能讓病人在對抗疼痛惡魔的漫漫長路上，走得更自信、更自在。

　　既然是相輔相成的全方位治療，藥物終究在病況穩定之後可以逐漸減量與退位。我常常鼓勵病人，如果目前還無法順利減藥，就要循序漸進增加運動的強度，同時管理壓力、保持身心愉快。用運動來當作可取代藥物的終極治療，許多病人真的大受激勵。印象很深的是，我有一位慢性下背痛的病人和一位纖維肌痛症的病人，還因此愛上運動，不但最終脫離了藥物，同時還考上運動教練，靠運動吃飯。是不是很熱血？

　　其實，這個迷思還有另外一種解讀。有些聰明的病人會反問我：「既然止痛藥有可能成癮，那神經穩定劑長期吃會不會也成癮戒不掉？」答案是：「不會的，放心吧！」

迷思 10、我的慢性疼痛就算不治療遲早會好？

和迷思 9 有點邏輯相反的另一種迷思是：堅信不必任何治療，慢性疼痛也會好。臨床上，這種堅持不用藥的病人分兩派，一種是隨遇而安的樂天派，一種是堅信吃藥會洗腎的悲觀主義者，打死不用藥。前者當然比後者少之又少，畢竟樂天派沒壓力，沒壓力就不太會痛；反之，疼痛和焦慮互為共病，相隨相生，悲觀者眾。

其實，面對慢性疼痛卻不想吃任何藥的人，很多是因為對治療原理的不了解，再加上台灣洗腎率冠全球，因此，擔心洗腎是這些病人排拒藥物的主因之一。

然而，若能將神經穩定劑的作用方式、治療期程、可能面臨的副作用與應對的方式解釋清楚，配合定期的肝腎功能監測與完備的門診追蹤，病人多半能敞開心胸接受正式的治療。

老實說，我常對這種病人說：「我不必用任何止痛藥也可以把你治好。」不知道是不是這樣的「豪氣」，反正不少病人會買單就是。

其實，盡早啟動藥物治療，有助於病人加速生活品質與失能程度的改善，這樣能讓後續的日常生活保健與運動訓練，發揮更好的綜

效。門診許多纖維肌痛症的病人就曾向我抱怨：「我都痛到走不動了，你還叫我一定要每天運動？」對於這種基礎功能很差的病人，盡早用藥、改善疼痛與功能，才能讓病人啟動正向循環，加速疼痛復原。更何況，慢性疼痛病因複雜，背後多半潛藏一個負向的無限迴圈，陷病人於疼痛地獄，要擺脫何其不易？

　　因此，你何必堅持不用治本的藥？人生苦短，盡早告別疼痛綁架，奪回彩色人生，時間無價！

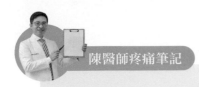

搭配疼痛日記與用藥記錄，就醫時更能對症下藥

　　藥物治療，只是慢性疼痛全人、全方位治療的一環，卻是醫師專業能幫助病人最重要的一部分。然而，專業知識的落差，往往造成病人因為不理解而中斷原本有效的治療。因此，看診前先把想問的問題記錄清楚，上網先搜集資料有個概念，同時把自己目前的用藥列出清單，必要時照相給醫師看，配合疼痛日記記錄自己的用藥反應與病程變化，這樣就能在有限的門診時間內發揮最好的溝通，確保治療的持續與達標。

　　提醒您，別以為告訴醫師你吃的藥是什麼顏色、什麼形狀，我們就會記得那是什麼藥。畢竟，同一種成分的藥，可能有許多品牌，顏色形狀都不同，沒有人能記清楚。

　　另外，別告訴醫師，我的用藥查健保雲端都查得到。第一，網路有時卡卡，浪費彼此時間；第二，雲端有記錄不代表你真的有吃。直接把你目前在吃的藥甚至保健營養品全部帶到現場或列出清單，哪些有吃，哪些沒吃，哪些有副作用……等，一次講清楚，才是最可靠、最有效率的溝通方式。

　　最後，有些藥物本身會導致疼痛惡化。例如：冠心症的常用藥硝化甘油、抗血栓藥 Dipyridamole 或腸胃道潰瘍用藥「氫離子幫浦阻斷劑」（proton pump inhibitor，PPI）等會誘發偏頭痛。把所有用藥一次告知醫師，就算你認為和疼痛無關，也有助於醫師綜合判斷，不致疏漏。希望這些小提醒，能讓大家看診更順利，藥物治療早日成功，恢復健康！

多元治療有助止痛，但切勿本末倒置 /////

慢性疼痛的輔助與另類療法

中醫諮詢／臺北榮總中醫部龔彥穎主任

　　牛津大學的蒙蒂萊曼（Monty Lyman）醫師在《疼痛大解密》（The Painful Truth）一書中提到：「藥物治療僅對我 30% 的慢性疼痛病人，在 30% 的時間，達到 30% 的效果。」同樣地，在我的疼痛門診中，都在和病人討論日常保健 （SEEDS）和一些非藥物治療。真正開立、調整傳統藥物治療的時間，只在彈指之間。

　　的確，藥物不是慢性疼痛治療的全部，許多輔助與另類療法（Complementary and Alternative Medicine, CAM）也有助於症狀改善。在真實世界研究（real-world study）中，它們的接受度與評價，甚至勝過藥物。慢性疼痛的成因複雜，每個人最終演變為慢性疼痛的病程路徑都不同。因此，各國慢性疼痛的治療準則也都建議採取多元治療（multidisciplinary treatment）。除了藥物、復健的標準治療外，再加上本章所介紹的輔助與另類療法如針灸、拔罐、認知行為治療、正念、經顱磁刺激、熱療或靜脈雷射光療等，就是所謂的多元治療。以下就為各位簡介幾種慢性疼痛常用的輔助與另類療法。

慢性疼痛的中醫治療

在實證醫學的年代，許多西醫認為中醫治療欠缺實證。然而，許多中醫師都認為，中醫獨特的理論架構與全人醫療的治療邏輯，本身未必要經過西方實證醫學的考驗。儘管如此，疼痛仍是中醫（含針灸）眾多適應症中最具實證的治療領域。因此，許多能接受中醫的慢性疼痛病人都會選擇中西合併治療。只是，「我最近配合中醫治療好多了！」這種表白，常讓問診、評估、檢查、治療從頭忙到尾的西醫有那麼一點被搶功勞的挫折。

中醫調理改善全身慢性疼痛主要分兩大策略，一個是**疼痛緩解**，另一個是**體質調理**。

疼痛緩解：藉針灸、拔罐、外敷貼布等改善氣結

中醫對於全身慢性疼痛緩解，先從局部「氣結」處理。所謂「氣結」是指肌肉或軟組織在繃緊的狀態下，身體產生痠痛的反應點或區域。這些氣結的點往往是穴道的所在之處，稱為「阿是穴」，也是中醫師會施行推拿、針刺的標地所在，即中醫所稱「以痛為俞」的觀念。經由適當的刺激阿是穴，可以使其產生神經反射，讓肌肉產生有效率的收縮或放鬆，達到緩解疼痛、放鬆肌肉的效應。

刺激阿是穴或傳統穴位有**針刺法**（acupuncture）、**灸法**（moxibustion）和**拔罐療法**。

● 針刺法

針刺法是以特製的金屬針，施行一定之手法，刺激穴位或阿是穴，促使氣血調和經絡通暢，而達治療疾病與恢復健康之目的。針刺的生理機轉，是透過針刺特殊部位的刺激，活化神經系統而產生多種介質（mediators），達到生理功能的調整效果。

針刺止痛介質主要是 β 內嗎啡（β-endorphin），其他如血清素（serotonin）和正腎上腺素（norepinephrine）也有參與。從實證醫學的資料分析，顯示針刺對於慢性頸部疼痛、慢性下背疼痛和肩痛皆有緩解效果。回顧七個隨機對照的臨床試驗研究顯示，針刺可降低纖維肌痛症病人的疼痛、改善睡眠品質、減少止痛藥物的使用量。常見慢性疼痛疾患針刺法治療的主要穴位如表一所示。

● 灸法

是以特製的艾絨，在人體穴位之上，點火燃燒，產生艾草的特有氣味與溫熱之刺激，以調整各部生理機能，促進健康，並達到治療與預防疾病之目的。灸法的溫熱刺激，其熱效應類似遠紅外線的效果。一些研究顯示，遠紅外線有促進循環和改善疼痛的效果。

● 拔罐

是以罐為工具，利用燃燒或抽氣排除罐中空氣，造成負壓及真空狀態，使之吸附於穴位或應拔部位的體表，在肌膜、肌肉造成充血以及物理性刺激，用以放鬆肌筋膜並促進局部血液循環、降低疼痛敏感反應、減少發炎物質而達到止痛效果，同時也能緩解肌肉筋攣、減少水腫產生，進而達到治療疾病的目的。

其他刺激穴位的方法還包括**局部外敷、藥物薰蒸、藥浴、藥物貼布**等方式，能改善軟組織微循環、消除發炎症狀、進而減低末梢神經的敏感性，達到消炎止痛的目的。

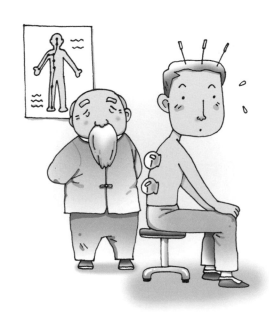

表一、常見慢性疼痛疾患針刺法治療的主要穴位

慢性疼痛疾患	主要穴位
慢性偏頭痛	百會、神庭、頭維、攢竹、率谷、風池、肩井、曲池、合谷、太衝、行間
慢性肩頸痛 　慢性筋膜炎 　頸椎退化關節炎 　頸椎椎間盤突出 * 　五十肩 　肩夾擠症候群 * 　旋轉肌撕裂傷 *	肩髃、肩髎、臂臑、肩貞、秉風、天宗、曲垣、風池、肩井、手三里、合谷、陽陵泉
慢性下背痛 　慢性筋膜炎 　腰椎退化關節炎 　腰椎椎間盤突出 * 　腰椎脊椎狹窄症 * 　僵直性脊椎炎	腎俞、氣海俞、大腸俞、關元俞、上髎、次髎、中髎、下髎、命門、華陀夾脊、委中、陽陵泉、後谿、腎關、腰痛點
慢性神經病變痛 　糖尿病神經病變痛 　帶狀皰疹後神經痛 　三叉神經痛	足三里、陽陵泉、合谷、太衝、三陰交、血海、飛揚
纖維肌痛症	神門、內關、足三里、陽陵泉、合谷、太衝、三陰交、陰陵泉、血海、氣海、關元、阿是穴（疼痛區局部取穴）

備註：針灸無法直接矯正嚴重解剖結構異常（表格 * 者），但能間接放鬆患處周遭筋膜肌肉，且使病人的疼痛閾值提高，可降低疼痛感，促進生活品質。

藉飲食、中藥、練功調理，改變易痛體質

中醫的治療邏輯，著重整個人身心與環境間的整體平衡。因此，任何局部的慢性疼痛也和病人整體的疼痛體質有關，尤其是纖維肌痛症這種終極性的全身疼痛。就讓我們藉由纖維肌痛症來一窺中醫對慢性疼痛如何調理「體質」。

纖維肌痛症中醫古典書籍稱全身疼痛為「周痹」，《醫宗金鑑》：「周痹……身有痛疼也。周痹，或痛，或腫，或手，或足，患有定處，痛無歇止。或從上病及於下，或從下病及於上。」痹的意思就是「閉」，由於經絡閉阻，全身氣血運行不通暢而造成疼痛。

造成痹症的原因，中醫古典書籍認為與身體長期勞損合併外感寒邪（類似人體能量不足而有病毒侵入體內，或是能量不足對環境溫度濕度敏感化）有關，如《諸病源候論 · 虛勞病諸候》：「肝藏血而候筋。虛勞損血，不能榮養於筋，致筋氣極虛，又為寒邪所侵，故筋攣也。」所以從中醫的角度來看，纖維肌痛症等全身性疼痛的問題，以調理身體體質、改善勞損狀態為重點，同時去除敏感化（去寒邪）和讓經絡暢通而止痛。

全身慢性疼痛與中醫臟象的「肝、脾、腎」失調有關，這裡要說明的是，中醫講的「肝、脾、腎」臟象是一套相關生理功能的統稱，

並不是現代醫學所指抽血的肝功能或腎功能。如中醫臟象的「肝主疏泄和肝主筋」，所以當「肝」臟象失調時，會影響運動及神經系統，出現如筋骨痠痛、煩躁易怒、失眠多夢等症狀。

中醫臟象的「脾主運化和肌肉」，所以當「脾」臟象失調時，會導致食慾或消化吸收不佳，營養無法正常輸送到全身，從而衍生肌肉痠痛、疲倦乏力、手腳無力的症狀。

至於中醫臟象的「腎」是先天之本，「腎主骨生髓」，關係著人體的肌肉骨骼和內分泌系統，所以**當「腎」臟象失調時，會與全身慢性疼痛相關**。

至於全身慢性疼痛的中醫體質調理包含**飲食、中藥與養生功法**。

飲食調整

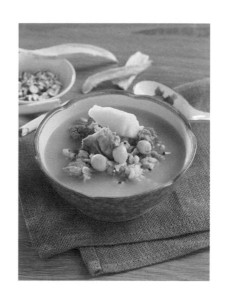

食藥同源。慢性疼痛的日常飲食應避免冷性（包括寒性和涼性）食物，如下所示。中醫認為脾胃系統與肌肉有相關，所以健脾胃的食療，對筋膜疼痛可能有益，如民間常用的四神湯。其他補充腎氣的藥食兩用食材也可能對全身慢性疼痛有幫助，如杜仲燉排骨等。

● **寒性食物**

◆ 魚肉類：鴨、蟹、蛤蚌、蟶、蜆、田螺、牡蠣肉、蟹

◆ 蔬果：竹筍、茭白筍、大白菜、洋菜、豆豉、生蓮藕、荸薺、
葡萄柚、橘子、椰子、西瓜、綠茶

● **涼性食物**

◆ 薏苡仁、綠豆、油菜、絲瓜、菠菜、萵苣、冬瓜、茄子、芹菜、
白蘿蔔、海帶

◆ 香瓜、檸檬、番茄、柳橙、梨子

◆ 所有凍飲、汽水

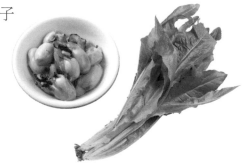

中藥調養

　　著重改善「肝、脾、腎」臟象失調，此外，長期的慢性疼痛稱
「久痹」，中醫說久病必瘀，故中藥調理還會加入活血化瘀的藥物。
常使用的中藥方劑具有祛風除濕、舒筋活絡、通痹止痛及強壯筋骨等
作用，方如防風湯、薏苡仁湯、白虎桂枝湯、身痛逐瘀湯、獨活寄生
湯等。

養生功法

即傳統的保健、養生、強身健體的方法，經由練功時溫和緩慢的動作、配合呼吸吐納、身心冥想，達到疏通經絡、調和臟腑、陰陽平衡的目的。病人可根據喜好與難易，選擇適合的功法持之以恒。

常見的養生功法包括**太極拳、八段錦、氣功、易筋經、五禽戲等**。正確的鍛鍊可以增加肌肉耐受性、緩解疲勞、穩定情緒、促進睡眠，進而改善慢性疼痛。第 7 堂課有提過，早在 2010 年，哈佛醫學院發表在頂尖的《新英格蘭醫學期刊》的對照性研究就已證實，12 週的楊氏太極拳訓練，能舒緩長年的纖維肌痛症狀並改善生活品質。

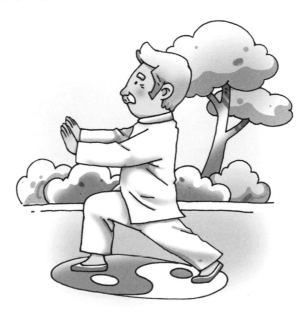

認知行為療法與正念，學習減壓、與疼痛共存

認知行為治療（Cognitive Behavioral Therapy，CBT）是一種心理治療方式，至今已有許多醫學研究支持這個療法，實際應用於慢性疼痛的效果也相當不錯。傳統的心理治療，大多是使用佛洛伊德的精神分析方式，檢視過去的點點滴滴，逐步找出造成心理問題的根源，但這種方式需要長時間反覆面談，過程相當耗時。相反地，認知行為治療的重點不在檢討過去，而是著重當下，藉由影響病人的想法，改變原先不適當、想根除的行為，療程相對較短，且應用廣泛，為近代相當重要的一種心理治療方式。

慢性疼痛病人可能因為不良適應行為或思考模式，譬如恐懼迴避、災難式思考、防衛等，而進入**慢性疼痛循環**（Chronic Pain Cycle）的無限迴圈中（詳見下一堂課）。因此，除了治療疼痛，改變病人的思考模式，讓大腦意識到疼痛的感知來自於大腦的保護作用，而慢性疼痛常是因為大腦「過度保護」。此外，注意力會主導疼痛經驗。疼痛會因為安全感而舒緩，因感到威脅而發作。透過認知與行為的改變，可以誘導病人和疼痛共存，減少失能的可能。

　　至於**正念**（Mindfulness），是一種源自於東方的古老智慧。1979 年，美國麻省理工學院分子生物學博士卡巴金（Jon Kabat-Zinn）於美國麻州大學醫學院首創「**正念減壓**（Mindfulness-Based Stress Reduction，MBSR）」門診，並成立全世界第一個「正念中心」（Center for Mindfulness）。正念是一套系統性的練習方法，訓練自己有意識的「覺知」當下身心與環境，並保持允許、非評判的態度。換句話說，就是讓注意力與每一個當下同在，大幅減少心不在焉、胡思亂想或編小劇場的習慣。

　　2016 年一篇涵蓋 1285 位病人的統合分析研究發現，正念對慢性疼痛有中等程度的幫助，可作為認知行為治療的替代選擇。它的原理是透過專注於目的、當下，以及對時時刻刻展現的經驗毫不論斷產生覺察。當病人接受疼痛的感覺，和疼痛和解，任憑疼痛引起的心情自行發展，最後這樣子的不快經驗反而會漸漸消失。三十多年來，正念減壓逐漸運用在身心醫學、疼痛治療和壓力管理等廣泛領域。在下一堂課的壓力管理，我們也會提到正念減壓的重要性。

重覆性經顱磁刺激，非侵入性的治療選擇

重覆性經顱磁刺激（Repetitive Transcranial Magnetic Stimulation, rTMS）是一種非侵入性的神經刺激技術，早在 2008 年，就被美國食藥署認證用於憂鬱症的治療，之後也被用於睡眠障礙、強迫症及慢性疼痛等疾病的治療。

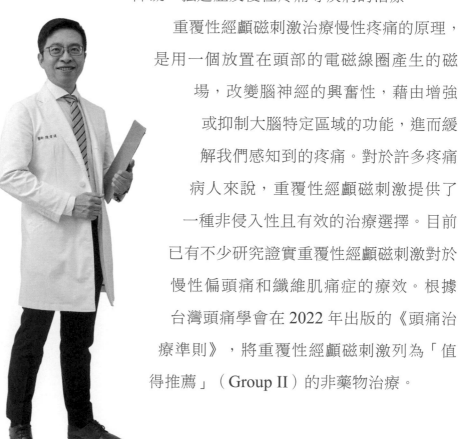

重覆性經顱磁刺激治療慢性疼痛的原理，是用一個放置在頭部的電磁線圈產生的磁場，改變腦神經的興奮性，藉由增強或抑制大腦特定區域的功能，進而緩解我們感知到的疼痛。對於許多疼痛病人來說，重覆性經顱磁刺激提供了一種非侵入性且有效的治療選擇。目前已有不少研究證實重覆性經顱磁刺激對於慢性偏頭痛和纖維肌痛症的療效。根據台灣頭痛學會在 2022 年出版的《頭痛治療準則》，將重覆性經顱磁刺激列為「值得推薦」（Group II）的非藥物治療。

　　另外，數個統合分析研究也顯示，重覆性經顱磁刺激能有效改善纖維肌痛症的疼痛、憂鬱、焦慮與生活品質，且治療結束後，療效還能維持數週，不會立刻消退。

　　我們不能期待施打一次重覆性經顱磁刺激便疼痛全消，通常需要 20 次以上的治療才能達到效果，並且有可能需要持續幾個療程來維持疼痛緩解的療效。

　　雖然重覆性經顱磁刺激這種新興療法目前仍在持續研究發展，最佳的刺激部位與療程還有待更多研究比較證實，但它大抵還算安全，常見的副作用包括局部疼痛、頭痛、頭暈等，大多非常輕微且在治療停止後即可緩解。治療過程中臉部肌肉可能不自主抽動，此乃治療中的正常反應。另外，未成年、孕婦、有癲癇病史、或裝有心臟節律器、人工電子耳及頸部金屬植入物的病人可能不適合接受重覆性經顱磁刺激治療，治療前需經醫師評估。

熱療能緩解疼痛，熱水浴效果更勝藥物

　　熱療對於慢性疼痛，一直都是重要的緩解治療。許多慢性疼痛的病人在天氣變化、壓力變人時，疼痛會突然加劇，這時除了藥物調整，輔以熱療是相當方便、隨時可行的緩解方式。

　　熱療除了傳統的**熱敷包**方便局部使用外，若皮膚狀況不佳或治療部位無法承受熱敷包重量，可改採**紅外線照光熱療**。紅外線被物體吸收後，大部分能量會轉換成熱能。近紅外線（波長 770~1500nm），對人體穿透度大約為 5mm，遠紅外線（波長 1500~12500nm）對人體穿透度大約為 1mm。紅外線屬於淺層熱治療，能促進血管擴張、增加血管通透性，達到加速血液循環的目的。此外，紅外線熱療也有增加軟組織延展性、改善關節僵硬的好處。

　　熱療時，紅外線應以垂直角度、距離 40 ～ 60 公分的方式照射患部約 20~40 分鐘。治療時，應先移除覆蓋於患部的衣物，並避免患處有乳液等液體殘留，以免過度加熱造成灼傷。

　　若是全身多處疼痛或纖維肌痛症，可採**熱水浴**的熱療方式。曾有一項上萬病人參與真實世界研究顯示：熱水浴對於纖維肌痛症疼痛緩解的效果與滿意度，都勝過傳統的藥物治療。

靜脈雷射光療，改善壓力與疼痛反應

　　靜脈雷射光療（Intravenous Laser Irradiation of Blood, ILIB）是像打點滴一樣，透過光纖針，把波長 632.8nm 的低能量氦氖雷射光（He-Ne Laser）導入靜脈血管，讓血液做日光浴、活化血液和細胞，

可以調節粒線體數量和代謝活動、改善壓力與疼痛反應，並可增強紅血球變形與攜氧能力。

　　雷射治療始於 1920 年初的德國，最初主要應用於控制心血管和代謝疾病。二次世界大戰前後，開始有雷射治療機器的出現。之後到了 1980 年代，科學家已可將雷射光線直接穿入血管內照射，做為腫瘤術後回復體力的療程，結果發現可以改善微循環，且效果持久，治療一次可維持約半年，從此開啟了低能量雷射的研究風潮，並由俄羅斯醫學界廣泛推廣至歐洲醫學界。

　　靜脈雷射光療在國內各大醫療院所均已相當普遍。主要的適應症包括促進傷口癒合、改善慢性疼痛、促進血液循環、提升生理機能、增進新陳代謝、免疫力及減少發炎等。目前已有多篇研究應用於慢性疼痛的治療，包括最難治療的纖維肌痛症。

　　典型的 ILIB 療程包括 10 次注射，每日靜脈注射 1 次、每次 60 分鐘；療程結束後建議休息 1 到 3 週再進行下個療程；首次治療以 3 個療程為最佳，結束後每 3 至 6 個月可再進行保健治療。重症患者則需治療較多次。大體而言，ILIB 相當安全，無明顯副作用，但患有癲癇或腦中風未滿半年的病人一般不建議接受此項治療。

正規的藥物治療並落實日常保健才是王道

本堂課受限篇幅，無法針對所有疼痛輔助與另類療法一一介紹。**電療（經皮電刺激** Transcutaneous Electrical Nerve Stimulator, **TENS）** 對急性疼痛比較有實證，對慢性疼痛效果有限，我們予以省略。另外，高壓氧（Hyperbaric Oxygen, HBO）目前只有少數實證對纖維肌痛症有部分療效，尚待更多大型雙盲對照臨床試驗來證實。

輔助或另類療法可以擴大慢性疼痛的止痛選項，對於緩解急性發作、降低失能與整體生活品質的改善，部分病人可能大有幫助。至於要選擇哪種療法，當然是看疼痛種類、相關症狀與個人意願，沒有一定。大多數的輔助或另類療法，都需自費，網路上最不缺的就是誇大不實的療效資訊。在選擇之前，應充分與醫師溝通，除了確認是否適合自己的病況，與用藥有無衝突、有沒有其他禁忌症，另外也應理解其作用原理、治療期程、費用、配合事項等等。

最後一定要提醒大家的是，既然是「輔助與另類療法」，切忌本末倒置。**配合醫囑、接受正規的藥物治療並落實日常保健才是王道！**

　　每次在門診看到初診的慢性疼痛病人花費鉅資，接受許多無臨床實證的輔助與另類療法，尤其是一些注射或介入性治療，「全身到處打、疼痛依舊在」，白費的時間、金錢、與徒增的壓力，都令人惋惜。更難過的是，他們當初連健保給付的正規藥物治療都不確實，不是神經穩定劑劑量不足，就是沒有規則服藥或服藥期間不足，更遑論日常保健、規律運動的重要性完全無視。正確看待輔助與另類療法，讓它成為正規治療的強化或延伸，揮別疼痛之日將更快來到！

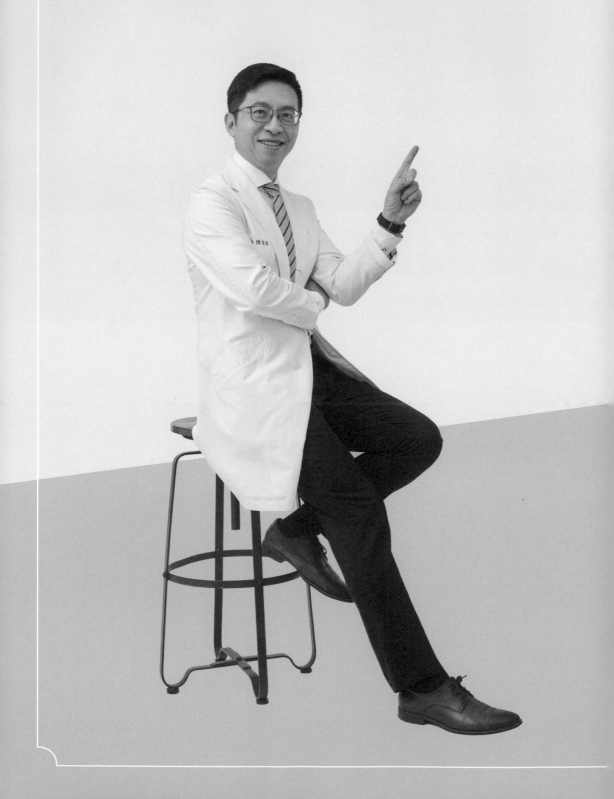

SEEDS 是
改善慢性疼痛的
關鍵密碼

壓力引起慢性疼痛，影響超乎想像，了解自己的疼痛因子，從健康生活型態著手改善。Part4 將教您從 SEEDS 五大面向實踐日常保健，改善慢性疼痛。和慢性疼痛直球對決，遠離慢性疼痛不是夢。

搞定壓力就是克服慢性疼痛的捷徑 /////

壓力引起慢性疼痛，影響超乎想像

壓力，是我起心動念寫這本書的關鍵。盤點自己二十年的疼痛學術研究生涯，其實後十年都和壓力有關。藉由這本書，我最想和大家分享的，就是壓力在慢性疼痛扮演的關鍵角色。還有，若能面對、理解、處理與調適各種壓力，讓生活有序、游刃有餘，慢性疼痛至少先好一半。而且，壓力是後天的，能否克服人定勝天，不像基因體質因素，天生註定。因此，本堂課可說是本書的精華，學會壓力管理，有痛治痛，無痛強身。搞定壓力，就是聖杯。

短期的巨大壓力事件可誘發慢性疼痛

我們日常生活中會遇到各式各樣內外在的變化、刺激或事件，只要會影響身心平衡狀態的、需要個體進一步去適應的，都叫做壓力（stress）。而這些變化、刺激或事件，就稱為「壓力因子（stressors）」。一般人聽到壓力（或壓力因子），都以為是所謂精神層面的心理壓力。其實，從疼痛醫學的角度，壓力涵蓋身、心、靈，也就是全人醫療的三個層面，壓力因子也是。

當突發的壓力因子讓大腦感受到壓力，腦神經會指揮身體出現防禦性反應。腎上腺素的大量分泌會引發心跳加速、流汗增加、肌肉緊張、呼吸速度或方式改變等生理反應，此即所謂**「戰鬥或逃跑反應（Fight-or-flight response）」**。同時，另一種較和緩但持久的壓力反應也會啟動，即可體松（cortisol）的分泌，讓身體進入求生模式。除了上述生理反應，急性壓力也會引發焦慮、害怕、緊張或憤怒等情緒反應。

如果前述的壓力因子只是偶發或短期的普通壓力事件，比如通勤趕時間或會議被點名發表意見等，對身心不至於留下什麼影響或衝擊。若個體承受的是未曾經歷過的巨大壓力事件，例如危害生命的地震、海嘯、戰爭等，或突發性的重大事件如性侵、綁架或暴力攻擊等，皆會讓個體因為無法承受的精神壓力演變成「創傷後壓力症候群（Post-traumatic Stress Disorder, PTSD）」。目前研究已知，一次性的短期巨大壓力若導致創傷後壓力症候群，日後可能誘發慢性疼痛。

長期壓力也可以啟動慢性疼痛的惡性循環

同樣的，身處長期的壓力情境，比如長期過勞、職場霸凌、放無薪假、失業、離婚、訴訟或親人過世等，也會持續耗損身心。若個

體面對這種長期壓力，身心無法順利調適，這就是所謂的壓力失調（distress）。此時，具敏感體質的個體就會因為壓力荷爾蒙「可體松（cortisol）」的分泌失調，導致長期肌肉緊繃與免疫功能改變，最終以「疼痛」的方式來表現。

　　一旦疼痛長期持續，個體就會活動減少、體能下降。接著，負面情緒伴隨而來，讓個體對於外界各種活動、挑戰產生逃避與退縮。如此引發的失能與壓力失調反應又進一步導致慢性疼痛持續不斷。這個由壓力失調導致慢性疼痛的惡性循環，就是圖一所示**慢性疼痛循環**（Chronic Pain Cycle）。

不只是痛！壓力影響身心超乎你想像

　　在第 7 堂課介紹纖維肌痛症的成因時，我們有提到可體松分泌失調與其五大症狀「一痛、二累、三失眠、四健忘、五憂鬱」的關聯。沒錯，纖維肌痛症是慢性疼痛的終極表現，集所有慢性疼痛相關症狀之大成。而這五大核心症狀，也就是人體壓力失調時的主要表現。

　　此外，從圖一的慢性疼痛循環不難看出，壓力對個體的影響涉及身、心、靈、社會等多重面向。

　　過去曾有神經影像的統合分析研究發現，慢性疼痛研究所揭露的腦功能異常，其分布的腦部區域和壓力相關研究腦功能異常的分布大

致相同。這個發現除了支持壓力和慢性疼痛相生相輔，也同時證實了大腦沒有一個獨立的腦區司掌疼痛或壓力的處理。也就是說，**慢性疼痛或壓力對大腦的影響是多系統或全面性的**。隨著神經科學的進步，目前研究已經證實：疼痛或壓力，都會活化大腦三個功能系統的相關腦區，包括**感覺運動**功能、**情緒調節**功能與**高階認知**功能。

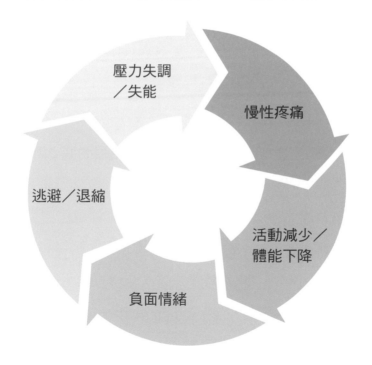

圖一、慢性疼痛循環

參考資料：Murphy JL, McKellar JD, Raffa SD, et al:Cognitive behavioral therapy for chronicpain among veterans: Therapist manual.Washington, DC: U.S. Department ofVeterans Affairs, Washington, DC; 2014.

巧的是，大腦處理疼痛或壓力所需啟動的這三大功能系統，可以依序對應到疼痛的「生物 - 心理 - 社會模式（bio-psycho-social model）」，或全人醫療強調的「身 - 心 - 靈（body-mind-spirit）」三位一體的整體健康。因此，**疼痛是身心靈壓力失調的綜合表現**。不論是面對慢性疼痛或壓力失調，我們必須同時考慮生物（身）、心理（心）和社會（靈）三大層面，擬定處置對策，發揮最佳綜效。

該怎麼知道自己壓力過大？

談到這兒，聰明的你可能會問：「那壓力可以量測嗎？」「我怎麼知道自己壓力過大？」難道要靠前面提到的腦部影像研究才能知道？

其實不必。壓力是一種主觀的感受。臨床要量測壓力，可以利用 0-10 分的數字概念，請病人從「完全沒有壓力（0 分）」到「可想像的最大壓力（10 分）」間，選擇一個符合自己壓力感受的數字，這就是最常用的「**數字評定量表（Numerical rating scale, NRS）**」。如果要再精確一點，也可以借助制式化的自填問卷來評估，例如：**感知壓力量表（Perceived Stress Scale, PSS）**就是一種常用的壓力評估工具，只要幾分鐘即可將病人的壓力感受量化，大家可以參考本堂課最後附的量表來自評。

　　當然，壓力還有其他生物指標可以量測，例如可體松濃度，可由血液或口水的化驗得知。至於自律神經功能（如心率變異 heart rate variability, HRV）或發炎性生物標記（如細胞激素或 C 反應蛋白）等，則是比較間接、或比較廣義的壓力指標了。

　　既然壓力是主觀的感受，別管什麼量表或生物指標了，當你出現壓力失調的症狀，例如莫名的心跳加速、肌肉緊張、呼吸加速等，或出現**換氣過度症候群**（吸不到氣、頭暈、手腳與臉發麻、甚至暈厥），就是壓力過大的急性反應。

　　至於長期的壓力過大，由於壓力荷爾蒙可體松會干擾胰島素的作用使血糖失調、抑制免疫反應，甚至影響記憶生成，因此，個體就會出現纖維肌痛症核心症狀的部分或全部。例如：「**慢性疲勞症候群（chronic fatigue syndrome）**」，就是以長期疲累為主要表現的壓力失調反應。總之，只要你有「一痛、二累、三失眠、四健忘、五憂鬱」任何困擾，都應反問自己是否壓力過大身心失調。

　　既然疼痛是身心靈壓力失調的綜合表現，那麼，以下我們就依身、心、靈三大層面來解構常見的的壓力因子並討論相應的疼痛改善策略。

從「身」解構壓力改善疼痛

　　從身體的層面來說，會導致疼痛的壓力因子很多，包括荷爾蒙變化（如月經週期）、內分泌失調（如甲狀腺功能低下）、慢性發炎、自律神經失調等等。臨床上，很多病人會抱怨天氣變化、睡眠不足或特定的飲食成分等，是導致疼痛惡化的誘因（triggers）。這是因為這些誘因會破壞人體免疫、內分泌或自律神經的恆定狀態，才造成疼痛變糟。因此，廣義來說，這些疼痛誘因，也可以視為疼痛的壓力因子。

　　以偏頭痛來說，月經前後女性荷爾蒙遽降，很容易誘發偏頭痛，因此，月經來潮對偏頭痛來說就是一種很強的壓力因子。睡眠不足，更是多數慢性疼痛病人一致認定的壓力因子。的確，研究顯示，睡不好影響免疫、內分泌與自律神經功能，對身心都有極大的影響，下一堂課我們會討論。

　　同樣的，寒流來潮，許多纖維肌痛病人會經歷疼痛惡化，因為溫度變化對纖維肌痛來說，也是一種壓力因子。日本人所謂的「氣象病」，就是指因氣溫、氣壓、濕度等天氣因素改變會導致症狀惡化的疾病，纖維肌痛症就是典型代表。另外還有許多慢性疼痛的病人，吃到麩質、味精或其他食品添加物就會疼痛加劇、渾身不舒服，對於處

方藥更是「吃這個也癢、吃那個也癢」，常常需要調整藥物。對這種戲稱為「仙女體質」的人來說，食物也是疼痛的壓力因子。

了解自己的疼痛因子，從健康生活型著手改善

疼痛的壓力因子林林總總，個體差異極大，尤其是上述和「身體」層面相關的壓力因子。至於「心理」與「靈性」層面的壓力因子，下面會討論，個體彼此間差異就沒有身體層面那麼明顯。

由於身體層面的疼痛壓力因子彼此內外交雜、互動複雜，要認定並不容易，除非有長期的疼痛日記佐證這個因子存在就會疼痛惡化。就拿最簡單的食物誘因為例。門診許多慢性偏頭痛患者看了網路上的衛教資料，再加上自己久遠的模糊記憶就認定 3C 食物（柑橘類水果（Citrous fruit）、起士（Cheese）、巧克力（Chocolate））是自己頭痛的誘因或壓力因子。你怎麼知道，上次聚會吃起士後的頭爆痛不是因為同時喝了紅酒？甚至是因為那天正好月經快來潮才月經偏頭痛？其實，沒有日記記錄的反覆驗證，就認定某些食物（尤其是具營養價值的）是壓力因子，終生迴避，不但人生少了許多樂趣，妄加的飲食限制不也是一大壓力？尤其，國人對食物高度敏感的比例遠比歐美少，大家千萬不要先入為主自我受限。

　　了解這些身體層面的壓力因子後，我們要如何改善慢性疼痛？最重要的當然是健康的生活型態。睡得好（見第 11 堂課）、吃得健康（見第 13 堂課）、再加上規律運動（見第 12 堂課），就能穩定自律神經、改善慢性發炎，維持內分泌平衡，疼痛自然會改善。至於無法避免的天氣變化，就採因應措施。對冷敏感就加強保暖或配合熱水浴；對濕度敏感就配合除濕機使用。還有食物誘因，若經確認，則應盡量避免。

從「心」解構壓力改善疼痛

　　心理層面會導致疼痛加重的壓力因子主要是憂鬱和焦慮，二者常常同時存在，二者也都是慢性疼痛常見的共病症。許多研究都指出，合併憂鬱或焦慮的慢性疼痛，治療預後比較差。因此，有合併這兩種心理壓力因子的病人應該更積極的治療。

　　先來談談憂鬱。慢性疼痛病人至少有一半會合併憂鬱。不過，這裡所謂的「憂鬱」，主要是指憂鬱「症狀」而不是「重鬱症」（Major depressive disorder, MDD）或其他類型的憂鬱症。其實，大部分慢性疼痛病人，只是情緒低落、無精打采，而不至於到完全退縮、不吃不喝、脫離現實甚至出現幻覺。

有些病人會告訴我，「剛罵完小孩就後悔……」「剛和朋友吵完架就後悔……」「我怎麼會一時情緒失控……」會跟醫生分享這些現象的，多半只是憂鬱症狀，只要疼痛緩解，憂鬱多半也會跟著改善。這種相對單純的慢性疼痛病人，通常神經內科、疼痛科等會一併處理，例如用藥優先選擇抗憂鬱劑等，可同時治療疼痛與憂鬱。反之，若是嚴重憂鬱、躁鬱、出現妄想、幻聽、甚至有自殺風險的慢性疼痛病人，則建議會診精神科一起治療。

對抗**憂鬱**除了規律的運動與生活作息外，近年來藥物治療的選擇變多，效果也更好。難治型的憂鬱目前國內也有許多醫療院所提供心理諮商與重覆性經顱磁刺激治療（rTMS，見第 9 堂課）。

至於焦慮，慢性疼痛合併焦慮的比例比憂鬱更高，至少六、七成。這裡所謂的焦慮，主要指的也是一般性的焦慮「症狀」。當然，慢性疼痛合併恐慌症（panic disorder）、強迫症（Obsessive-Compulsive Disorder）、特定恐懼症（specific phobias）等其他類型焦慮症的病人也有一定的比例。但是，和慢性疼痛關聯最強、影響最深遠的，就是「創傷後壓力症候群（Post-traumatic stress disorder, PTSD）」。近年來，許多醫學研究證實，童年逆境（childhood adversity）會導致成年後的慢性疼痛，研究還將這種逆境分為三類：身體的（如體罰）、情緒的（如父母離異或棄養）和性相關的（如性騷或性侵）。

女神卡卡（Lady Gaga）在談到她為纖維肌痛症所苦時，就曾自曝自己在 19 歲時遭遇性暴力，之後每天都被負面情緒籠罩，且長期患有創傷後壓力症候群，身心飽受折磨。

我在門診遇到的纖維肌痛症病人，也有許多有類似的童年逆境。每當我覺得病人心理壓力似乎不太尋常時，就會利用兩三分鐘和病人聊聊。結果，至少有一半的病人才碰觸這個話題，眼淚就不聽使喚，還有人大哭起來。即使如此，許多病人卻很感謝我。畢竟，能夠頓悟童年逆境和疼痛的連結，就像解決一個心裡過不去的坎，疼痛或許能好一半吧。

治療疼痛，壓力管理也很重要

焦慮的治療除了用藥，**壓力管理**也很重要。針對日常壓力（工作或生活壓力），生活一定要好好安排。我常建議病人在早上 9 點至 12 點進行最燒腦或需要決策的工作，因為午餐前，通常是大腦運作效率最好的時候。過了中午，就建議安排一些不用燒腦的常規事務，如採買、跑銀行。到了晚上或睡前，一定要保留 30 分鐘給自己，做一些自己享受、放鬆的活動。只要不干擾睡眠，追劇也好、品酒也行，算是一整天辛勞的獎賞。總之，不要讓自己整天都處在高壓狀態，有

緊有鬆，才能適時喘氣，調適壓力。

至於造成創傷後壓力症候群的長期心理壓力或創傷，建議接受前一堂課所提到的認知行為治療。其實，我常對童年逆境的疼痛病人說聖嚴法師的十二字箴言，即「面對它、接受它、處理它、放下它」。法師還說：「逃避不能解決問題，只有用智慧把責任擔負起來，才能真正從困擾的問題中獲得解脫。」或許，這也是一種認知行為治療吧！

從「靈」解構壓力改善疼痛

所謂「靈」，就是靈性，是一種無形的牽引力，讓我們對生命保持熱忱、對挑戰充滿勇氣、對未來懷抱希望與夢想。前面提到的「身」代表我們與物質世界的聯結；「心」反映我們內在的情感與思維；「靈」則能帶領我們找到人生的意義與價值。如前所述，身、心、靈分別對應到疼痛形成的生物、心理與社會因素。很多指導過的年輕醫師或醫學生無法理解靈性與慢性疼痛有何關聯，更遑論一般大眾或病人。其實，對慢性疼痛來說，靈性指的就是社會支持。

的確，慢性疼痛和社會支持大有關聯。每每看到慢性疼痛病人有人陪診，我就放心不少，因為這些人多半治療效果比較好。慢性疼痛

病人傾向依賴社會支持當作應對機制，因此，如果這些人身處良好的社會支持環境，預後就比較好。反之，隻身求診的病人，我都會了解他的家庭或工作，希望能邀請他的家人、同事或好友陪同，尤其是和病人比較親近，卻誤解他無病呻吟的親友同事。當這些陪診的親友同事理解臨床確實有許多這種「檢查都正常」的慢性疼痛病人，並不是裝病，而且需要你的認同、關心與協助。其實，這種來自其他人的社會支持，對病情大有幫助。

換句話說，在慢性疼痛循環（P.159 圖一）中的「逃避和退縮」，是靈性層面會導致疼痛加重的壓力因子。每個人都希望被愛，不管是被他人還是自己。若要被他人愛，就要和身旁的人事物連結與認識，透過宇宙中其他生命的精神力量，來幫助自己療癒悲傷、內疚、怨恨，並加深信任、自尊、希望、喜悅和對生活的熱愛。同樣的，要被自己愛，就要發展內在智慧、創造力，藉由自我探索、強化與靈性的連結，才能提昇對自我的愛。如果逃避和退縮，就會失去與自己精神靈性的連結，開始懷疑自我的存在價值、不清楚人生的意義，彷彿成了行屍走肉。一旦失去自我意識，就無法與他人建立健全的人際互動，對慢性疼痛不利。

因此，要從靈的層面來改善慢性疼痛，就要跳脫固我，積極自我探索與社會連結，不要逃避、不要退縮。

自我探索與社會連結，緩解疼痛不可缺少

在自我探索的部分，**藝術創作**是不錯的方式。目前已有幾個研究發現，藝術治療能改善慢性疼痛。這些研究主張，藝術創作能提昇自我察覺力並轉移對身體不適感、對疼痛的注意力，進而達到傾瀉情緒、放鬆、撫慰人心等功效。的確，當你透過藝術探索自己、認識自己，強化跟自我的內在連結，你也更能感同深受，有助你和其他人產生更緊密的社會連結。

你知道嗎？會慢性疼痛的人，很多都有高敏感個性與藝術天分。許多歷史上的大畫家，如梵谷、莫內等，都患有偏頭痛。1980 年代，歐洲頭痛學會就曾舉辦過「偏頭痛繪畫比賽」。據報導，許多得獎者的畫風與技巧，就讓評審和歷史名畫分不出高下呢！除了藝術創作以外，**宗教信仰**也是不錯的自我探索方式。

至於社會連結的部分，指的是與親友同事或其他團體的互動。身處疼痛的人，最好不要獨自承受。積極社交參與，和他人連結，會是很強的止痛劑。許多疼痛失能的病人完全和家人疏離，我會鼓勵他們在治療改善之後參與一些家庭活動。身體狀況許可的話，多少分擔一些家務。因為失能而辭去工作或休學的病人，當我治療一段時間，都會鼓勵他們盡早回到職場或學校。

其實，被迫離開想投注心力的事業或學業，無法自我實踐本身就是很大的壓力，更何況失去了社會連結與支持，對疼痛超級不利。很多輕症的病人，我甚至會主動打斷他們貿然離職的想法，除非有完整的規劃。當然，社會連結不求多，但一定要選擇和樂觀、正能量的人在一起。能夠找到彼此信賴、共享喜悅煩惱的親友同事，就能透過靈性的交流，緩解慢性疼痛的無盡折磨。

不要獨自面對壓力，有益疼痛療癒

壓力無所不在，沒有人能一輩子過著沒有壓力的生活。這堂課我們從身心靈來解構導致慢性疼痛的壓力因子，大家一定會把壓力都視為負面。然而，沒有壓力就是最好的嗎？那也未必。早在 1908 年，心理學家耶基斯（Robert M. Yerkes）和多德森（John Dillingham Dodson）就發現，適度的壓力可以讓效率表現更好，過少或過多的壓力則會使效率降低。另外，偏頭痛的臨床研究也發現，壓力突然消失，許多病人也會頭痛發作。難怪每次年假結束，很多回診病人都告訴我，他的年假都在頭痛中渡過。因此，我們要追求的不是沒有壓力的生活，而是要讓壓力水平保持穩定且在自己可承受的範圍之內。

的確，壓力反應是演化而出的產物，能保護人類在遭遇短期環境壓力時，提升存活率。因此，我們可以這麼說，**短期壓力是有益的**，

許多人在適度的短期壓力下，表現得更好更完美。然而，**長期壓力會影響身心造成傷害**。許多人面對長期壓力的應對機制如喝酒、抽菸等也同樣傷身。

　　儘管我們無法逃避壓力，但是，心理學的研究已經證實，我們**對壓力的感受會決定壓力對身體的衝擊**。換句話說，若我們相信壓力是壞事，它就更易對我們造成傷害。反之，調整心態，就能化壓力為助力。美國的研究發現，處於壓力下的人有較高的死亡風險，但此論述只在這些人認為壓力對自己有害時才成立。那些遭遇壓力但本身不認為壓力是壞事的人，死亡風險甚至比幾乎無壓力者還低。

　　心理學家凱莉・麥高尼格 （Kelly McGonigal）在她 2013 年著名的 TED 的演說中，就引用上述的研究發現大大翻轉了大家對壓力的看法。她指出，「只有當你相信壓力是有害的時候，它才會真正危害健康」。另外，Kelly McGonigal 還在演講中，督促大家將無可避免的壓力轉化為正面的助力，並鼓勵大家「多關心身邊的人」來紓壓。她說，關懷他人，能刺激大腦分泌催產素，這是一種抗壓荷爾蒙，能保護心血管不受壓力的傷害。同時，和別人一同面對壓力，能強化自己的韌性 （resilience），紓解自己的壓力。這同樣呼應了我們在靈性層面所提到的社交參與社會連結的重要性。**不要獨自面對慢性疼痛**。無論是關懷別人或者被關懷，都有益於疼痛的療癒與修復。

《原子習慣（Atomic Habits）》一書的作者 James Clear 曾經分享過他心目中的理想人生，就是「創業家的心態，運動員的身體，藝術家的靈魂」。其實，這句話也可以應用於慢性疼痛的壓力管理。像運動員般鍛鍊，強健體魄，就能化解身體的疼痛壓力；像創業家管理，讓生活工作平衡，就能降低心理的疼痛壓力；像藝術家創作，探索自己，就能昇華靈性的疼痛壓力。此外，改變自己對壓力的看法。雖然不是每件事情都可以輕易接受，但接受眼前的事實並不表示自己是懦弱的人。**勇敢的面對壓力的來源，並從中找到正向的力量！**

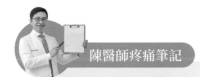

陳醫師疼痛筆記

壓力知覺量表

這份量表是在詢問最近一個月來，您個人的感受和想法，請您於每一個題項上作答時，指出您感受或想到某一特定想法的頻率。雖然有些問題看似相似，實則有所差異，所以每一題均需作答。而作答方式盡量以快速、不假思索的方式填答，亦即不要去思慮計算每一題分數背後之意涵，以期確實反應您真實的壓力知覺狀況。每一題項皆有五種選擇，代表發生的頻率由低（從不）至高（總是），而方格中的數字代表你選擇的頻率所對應的分數。完成此表後，請將 14 個分數加總，分數越高代表壓力越大，滿分是 56 分。

請回想最近一個月來，發生下列各狀況的頻率	從不	偶爾	有時	常常	總是
1. 一些無法預期的事情發生而感到心煩意亂	0	1	2	3	4
2. 感覺無法控制自己生活中重要的事情	0	1	2	3	4
3. 感到緊張不安和壓力	0	1	2	3	4
4. 成功地處理惱人的生活麻煩	4	3	2	1	0
5. 感到自己是有效地處理生活中所發生的重要改變	4	3	2	1	0
6. 對於有能力處理自己私人的問題感到很有信心	4	3	2	1	0
7. 感到事情順心如意	4	3	2	1	0
8. 發現自己無法處理所有自己必須做的事情	0	1	2	3	4
9. 有辦法控制生活中惱人的事情	4	3	2	1	0
10. 常覺得自己是駕馭事情的主人	4	3	2	1	0
11. 常生氣，因為很多事情的發生是超出自己所能控制的	0	1	2	3	4
12. 經常想到有些事情是自己必須完成的	0	1	2	3	4
13. 常能掌握時間安排方式	4	3	2	1	0
14. 常感到困難的事情堆積如山，而自己無法克服它們	0	1	2	3	4

量表編制來源為轉譯 Cohen, S., Kamarck, T., & Mermelstein, R.（1983）. A global measure of perceived stress. Journal of Health and Social Behavior. 24, 385-396.

慢性疼痛病人有 2/3 都睡不好 /////

如何一夜好眠修復慢性疼痛

　　想要擁有健康的身體，就要擁有良好的睡眠。然而，根據國健署 2019 年公布的報告顯示，台灣成年人失眠症狀的盛行率為 23.5%。其中，慢性失眠，也就是失眠症狀持續三個月以上的盛行率為 6.7%。值得留意的是，女性的慢性失眠盛行率高於男性，且年齡越大失眠症狀越常見。此外，據健保署統計，國人安眠藥用量已突破十億顆，疊起來的高度約 4170 座 101 大樓。

　　雖然每個人的基因不同，所需的睡眠時間也不盡相同，但世界衛生組織（World Health Organization, WHO）和美國國家睡眠基金會（National Sleep Fundation）都建議：成人每晚應睡足 7 至 8 小時。甚至有許多研究指出，睡得太少（少於 6 小時）或睡得太多（超過 9 小時）的人，死亡率都高於平均睡眠在 7 ～ 8 小時的人。**可見要活得健康、長壽，「好好睡一覺」可是重要關鍵。**

睡得好，才能修復組織、抗發炎，告別疼痛

　　睡眠可以**修復**一整天的活動對肌肉等組織造成的微傷害、舒緩身心疲憊、恢復體力，以應付隔天的種種挑戰。睡眠也和**荷爾蒙**分泌的

節律有關，可以說是和人體的成長、運作與平衡息息相關。例如：夜間睡眠時，褪黑激素明顯增高，生長激素也在睡眠前半夜達到高峰，有助生長發育及組織修復。

此外，人腦每天接收的龐雜資訊，也需要在睡眠的過程中修剪與統整，才有助於記憶真正重要的訊息並增進大腦運作的效率。因此，**睡眠本身就是一種身體的自療過程**。

當我們入睡後，就會進入所謂的「睡眠週期」。簡單來說，睡眠週期分為「非快速動眼期（non-rapid eye movements, NREM）」及「快速動眼期（rapid-eye-movement, REM）」。非快速動眼期又分為三期，其中第一期是入睡期、第二期是淺睡期、第三期是熟睡期。熟睡期過後，大腦會逆向回到淺睡期，之後進入快速動眼期。快速動眼期時，腦部的活動很活躍，但肌肉卻呈現無張力的癱軟狀態，伴隨著眼皮下眼球快速的活動。這時若被喚醒，通常會意識到剛剛正在作夢。

一個睡眠週期由「淺睡（NREM 第一、二期；即 N1 及 N2）→熟睡（NREM 第三期；N3）→淺睡（NREM 第一、二期；N1、N2）→做夢（REM）」組成，整個週期大約是 90 分鐘。基本上，我們一個晚上會歷經四到六次的睡眠週期，但中間也可能因為尿意等出現短暫的醒來。人類剛出生時，非快速動眼期和快速動眼期持續的

時間相近，但進入青少年後，快速動眼期會越來越短。成年人一個晚上的快速動眼期睡眠約只占整體睡眠兩成左右，另外六成是淺睡期，剩下的兩成是熟睡期。

熟睡期是決定睡眠品質最重要的一期，也是孩童長高、智力開發、年輕人精力充沛、中年人身體強健、老年人健康長壽的關鍵。組織修復、荷爾蒙分泌與記憶強化等睡眠核心功能，也都在此期發揮最大效能。

此外，近年來研究發現，大腦擁有自己獨特的廢物清除系統——

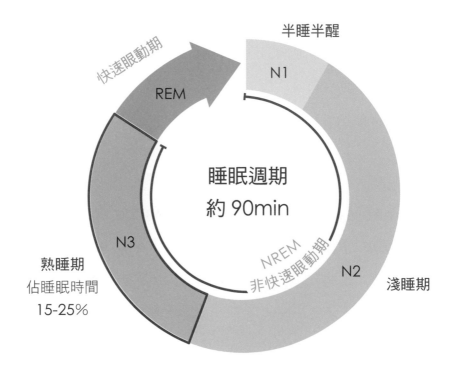

膠淋巴系統，能協助大腦排出有毒的蛋白質廢棄物，如：類澱粉蛋白等。這個大腦特有的排毒系統，也是在進入熟睡期後才特別活躍，猶如深夜城市裡的清道夫。如果睡眠不好，大腦毒性蛋白質無法順利排出，長期累積下來，大腦會呈現慢性發炎的狀態而增加失智的風險。反之，讓睡眠處於最佳狀態，就可以幫助我們在這些蛋白質還沒有造成問題之前，就把它們清除。

睡眠除了幫助大腦排毒，對於身體免疫功能的強化也很重要。研究顯示**長期睡眠不足，會導致發炎體質與免疫力下降，不利慢性疼痛**。總之，睡眠對健康的影響比你想像得還要大。對慢性疼痛來說，睡得好甚至比健康飲食、規律運動還要重要！

為什麼睡不好？先排除原發性睡眠障礙

在慢性疼痛門診中，抱怨失眠的人比比皆是。基本上，**睡不著**（入睡困難）、**睡不久**（無法維持睡眠或早醒）或**睡不沉**（整晚睡睡醒醒、多夢或無法深睡）等情形都算臨床上所定義的失眠。失眠可分為急性與慢性。急性是指持續時間不到一個月的失眠，多半與環境變化、身體病痛或壓力事件有關，只要這些干擾因子解決就會緩解。門診常見的多為**慢性失眠**，也就是持續一個月以上，每週至少三天或以

上的失眠。

慢性失眠成因複雜，診斷的重點在於排除「原發性睡眠障礙」以及「次發性失眠」，排除上述成因之後剩下的就是「原發性失眠」。臨床上，次發性失眠最常見，原發性失眠次之，原發性睡眠障礙占比最低。儘管如此，在鑑別慢性失眠的病因時應優先排除原發性睡眠障礙。

常見的**原發性睡眠障礙包括**「阻塞型睡眠呼吸中止症（obstructive sleep apnea）」、「不寧腿症候群（restless leg syndrome）」、「睡眠週期性肢動症（periodic limb movement disorder of sleep）」與「快速動眼睡眠行為障礙（REM sleep behavior disorder）」等等。其中，前兩者和慢性疼痛有很強的關聯。

阻塞型睡眠呼吸中止症常見於高齡、打鼾與肥胖的病人。病人在睡眠中，因不能呼吸而導致睡眠呼吸中止，並常於睡夢中醒來，醒後會恢復正常呼吸。 類似情況在一晚可以發生數十次到數百次不等，每次醒來的時間並不一定，由數秒到超過一分鐘都有可能，患者自身不易察覺，但會導致白天精神不濟。研究發現，睡眠呼吸中止症除了會增加心臟病、中風、失智的風險，也和偏頭痛從陣發性演變為慢性有關。確定診斷有賴完整的睡眠檢查。治療方式以正壓呼吸器為主，另可選擇性手術與減重。

　　至於**不寧腿症候群**，是慢性偏頭痛、纖維肌痛症等慢性疼痛病人常見的共病症。通常是在晚上要入睡時，下肢會有「癢癢的」、「麻麻的」、「很像腿裡面有東西在爬」的不舒服感，讓人忍不住想要踢一踢或者動一動，做些動作來緩解這種不適感，有人甚至必需下床踏步，導致無法入睡或干擾睡眠。嚴重者連白天靜止不動時下肢也會不舒服。除了慢性疼痛的病人外，孕婦、洗腎和缺鐵的病人也常見。通常經由補充鐵質、改善電解質失衡、或使用適量的鎮定劑或多巴胺促效劑即可有效控制症狀。

身心平衡，大腦健康才睡得好

　　上述的原發性睡眠障礙其實只占慢性失眠的一小部分成因。臨床上慢性失眠最常見的原因，其實是身體疾病、精神疾病、藥物等引起的**次發性失眠**，尤其是合併精神症狀如憂鬱、焦慮的失眠。其實，慢性疼痛也常合併失眠，甚至慢性疼痛、失眠和憂鬱焦慮三者就像難兄難弟，在病人身上常常同時存在。

　　的確，疼痛、失眠、憂鬱焦慮三者都可視為一種壓力因子，彼此可以交互影響形成惡性循環。例如：疼痛導致失眠，失眠也會加重疼痛。調查顯示：有 2/3 的慢性疼痛病人會睡不好。失眠甚至是慢性疼

痛大魔王「纖維肌痛症」診斷的條件之一（詳見第 7 堂課）。反之，研究發現，睡眠不足會擴大大腦對於疼痛的感應區域，對於疼痛的敏感性增加，有可能惡化慢性疼痛。

憂鬱焦慮和失眠也是類似的雙向關係：憂鬱焦慮會導致失眠，失眠同時會加重這些精神症狀。因此，保持身心平衡、適時紓壓、避免壓力過大，才能睡得好。如果發現憂鬱或焦慮已明顯干擾睡眠，應及時就醫，接受正式評估與治療，才不至於因為情緒或睡眠因素導致慢性疼痛惡化。

幸運的是，慢性疼痛的主流治療藥物如抗癲癇藥、抗憂鬱劑等，很多除了能緩解疼痛外，還可以同時改善情緒與睡眠。若能同時配合規律運動與健康生活型態，更能發揮治療綜效。

當然，許多身體或大腦的疾病因素也會導致次發性失眠，例如：更年期、過敏、氣喘、慢性阻塞性肺病、胃食道逆流、消化性潰瘍、慢性腎衰竭、甲狀腺功能亢進、心臟衰竭、夜尿症、攝護腺肥大、巴金森氏症及失智症等。某些臨床用藥也有可能導致失眠，例如：類固醇、甲狀腺素、鼻塞藥、支氣管擴張劑、中樞神經興奮劑或含咖啡因的複方止痛藥或感冒藥等等，就醫時應一併告知醫師列入鑑別診斷的參考。

這樣做，有助提升睡眠品質

慢性失眠若排除了上述原發性睡眠障礙與次發性失眠種種成因，就可判定為**原發性失眠，也就是找不到明顯病因的失眠**。

原發性失眠常見於個性比較容易緊張、壓抑、強迫等傾向的人。病人最剛開始多為生活中某件事情造成的壓力引發短暫失眠，在連續幾天都睡不好後，會開始擔心是否之後都無法入睡，結果擔心的反應伴隨著交感神經的興奮，演變為一種常態性的生理反應，久而久之就導致長期且無特定原因的原發性失眠。

原發性失眠的成因，很多都和病人對睡眠有不良的認知和習慣有關。因此，治療建議養成良好的睡眠衛生習慣，同時配合身心科醫師，共同擬訂完善的睡眠認知行為治療計畫，找出對睡眠的錯誤認知，再配合放鬆訓練及助眠藥物的使用，進而改善睡眠品質。

良好的睡眠衛生習慣，每個人都該知道，不管你有沒有失眠。以下六個睡眠衛生對策，若能確實做到，有助您一夜好眠。

1. 睡前活動

最好以放鬆、紓壓的休閒活動為主，例如看書、聽輕音樂等。避免飲酒，會增加快速動眼期（REM）睡眠，容易做夢；避免大量喝水，容易夜尿；避免劇烈運動或刺激性的影音節目（例如政論節目），容易交感神經亢奮。

2. 入睡環境

涼爽、安靜的暗室，是最佳的入睡空間。要入睡才上床，床上只能睡覺（或性行為），不要在床上滑手機、看書、用電腦、追劇或進行其他休閒活動，睡不著時建議下床離開房間，讓臥室和床就是一個安眠的專屬空間。

3. 心情準備

不要帶著煩惱入眠。如果你的個性沒有辦法做到「先睡一覺，明天再說」，可以試著先做 20 分鐘的**放鬆訓練**，再帶著睡意上床，比如想放鬆肩膀，就先聳肩、繃緊肌肉數秒，然後慢慢鬆開，身體其他部位也可用這種方法依序放鬆，最後擴及全身。

另外，緩慢的腹式呼吸，讓吐氣是吸氣的兩倍長度，這樣可以啟動副交感神經，讓心跳和緩、全身放鬆。在進行放鬆訓練的同時，可以藉由精油的芳香營造舒緩氛圍，也可以播放輕音樂，冥想自己置身於花園、森林或其他喜歡的地方。

4. 睡姿、床墊和枕頭

許多慢性疼痛病人會問什麼睡姿最適合，也有人一直換枕頭、換床墊，想改善疼痛的老毛病。一般而言，支撐力好的硬式獨立筒彈簧床比較適合慢性疼痛病人。此外，類似臥佛般的**側睡是最建議的睡姿**。近年研究發現，側睡能讓大腦膠淋巴系統的排毒發揮最高效率，

優於仰睡與趴睡。側睡者，建議選用較結實的乳膠枕，優於軟式羽毛枕，這樣可以在睡眠期間穩定頸部。

如果脊椎不好（例如僵直性脊椎炎），**建議仰睡**，那麼，枕頭的厚度與支撐力應以能讓視線剛好直視天花板為原則，這樣代表脖子可以保持在固定位置。如果枕頭太蓬鬆或太大，那麼你的頭就會向前彎曲，不利頸椎放鬆。仰睡時，可試著在膝蓋下墊一個抱枕，讓膝蓋稍微彎曲，可減緩下背痛。至於**趴睡是最不建議的睡姿**，對一般人幾乎沒有任何好處。

5. 避免興奮性物質干擾

咖啡、維他命 B 群、人參補品、能量飲料、含類固醇藥物等，都應避免在午後、傍晚或睡前使用以免干擾睡眠。

6. 規律作息

白天多接觸日照、晚上固定時間關燈睡覺，如此規律的作息有助生理時鐘穩定。另外，白天若有午睡或打盹，時間以不超過半小時為宜，以免引發類似時差的不良效應，打亂生理時鐘。

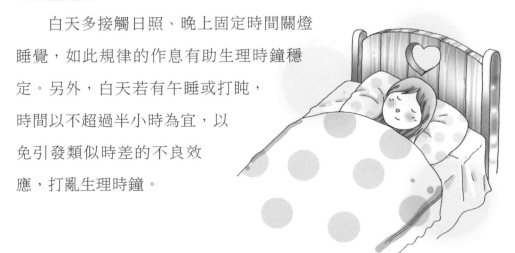

改善失眠，別被安眠藥綁架

失眠看醫生，除了原發性睡眠障礙有特定的用藥或處理方式外，次發性和原發性失眠都可能會暫時開立安眠藥讓病人使用。沒錯，安眠藥盡量以短期使用為宜。多數的安眠藥，都是一種「大腦抑制劑」，會抑制大腦的興奮性，長期服用，不但具成癮性，越吃越重效果卻越來越差，在戒斷或藥物濃度下降時，大腦反倒會興奮性失調，惡化慢性疼痛。甚至，研究顯示，過量使用安眠藥，會增加疼痛由急性演變成慢性的風險。此外，安眠藥也會加重慢性疼痛的一些相關症狀，如疲憊、記憶力變差等。因此，我們一定要想方設法，別被安眠藥綁架。慢性疼痛加上長期仰仗安眠藥，絕對是短多長空，遲早要付出代價。

臨床上安眠藥可分成多種類型，均須經醫師評估、開立並追蹤。以**睡不久、睡不沉為主的失眠，醫師常開立「苯二氮平類」**藥物（Benzodiazepines）。這類藥物有的短效，可以白天使用，拿來抗焦慮；中長效的，則多半用於夜間安眠。苯二氮平類藥品具呼吸抑制作用，阻塞型睡眠呼吸中止症者應避免使用。此外，服用苯二氮平類藥品要小心半夜起床可能因頭昏或迷迷糊糊而跌倒受傷。服用長效型的苯二氮平類藥物，不要太晚吃，以免影響翌日白天的精神狀況。若隔日藥效未消，要避免開車或從事危險機械操作。

　　以**睡不著或入睡困難為主的失眠**，醫師則常開立「**非苯二氮平類**」藥物，這類藥物的學名多是 Z 開頭，因此又稱「**Z 藥物**」。嚴格來說，這類藥物只能助眠，縮短入睡時間，但不影響睡眠結構或 REM 睡眠，所以對多夢無效。Z 藥物服用後 10 ～ 15 分鐘內就會發揮作用，服用後應立即上床躺平，如果吃藥後還看電視、打電話或做其他活動，藥效發作後這段記憶都會空白。另外，Z 藥物還有可能造成夢遊。我有病人用這類藥物一段時間後，在門診抱怨體重增加。一旁陪診的先生說：「誰叫妳半夜都起來開冰箱吃東西，叫妳也不回應。」當下病人堅決否認，說自己都不知道，結果先生拿出手機，錄下的影片證實了一切，都是夢遊惹的禍！

　　有些替代性藥物，也有人拿來治療失眠。**第一代抗組織胺**，因這類藥物有嗜睡的副作用，因此常被拿來當作安眠藥使用。加上抗組織胺並非管制類藥品，可自行在藥房購買，所以使用率相當高。但其藥效不如苯二氮平類，且有抗乙醯膽鹼作用，會造成口乾舌燥、便祕、排尿不順，一般比較常用於青少年或兒童，尤其是合併過敏症狀者。**褪黑激素**，是我們大腦原本就會釋放的化學物質，主掌日夜週期的調節。嚴格來說，褪黑激素主要是用來調整作息而非治療失眠，例如調時差或調整輪班工作者的睡眠時間。許多人慢性失眠是因為害怕睡不著，那服用褪黑激素就不見得有幫助。

抗精神病藥本來是治療精神病相關症狀如幻聽、妄想、怪異行為等，但部分此類藥物具顯著鎮定效果，有些醫師可能會請病人睡前使用，一方面治療精神行為症狀，一方面幫助睡眠。同樣的，部分**神經穩定劑**如前面幾堂課提到的利瑞卡、三環抗鬱劑等，除可治療慢性疼痛外，本身就會改善睡眠。慢性疼痛合併失眠的病人，可優先選用此類藥物，一石二鳥。

不要執著一夜好眠，放輕鬆有睡就好

上完本堂課，相信你完全同意睡眠對慢性疼痛、組織修復的重要性。然而，回顧過去，誰沒有失眠過？那種長夜漫漫、白晝將至、大腦空虛混沌、身體僵硬酸痛的疼累感，誰會不焦急、不恐懼？本堂課雖將失眠的成因解構為「原發性睡眠障礙」、「次發性失眠」與「原發性失眠」依序介紹，然而，追根究底，這三大失眠成因的背後，認知心理因素還是彼此最終的交集，不但決定了主觀的睡眠品質與生活品質衝擊，甚至也是反轉失眠的關鍵。

這堂課的最後，我們一定要修正大家對睡眠的錯誤認知。睡得好固然重要，但若你對睡眠的要求太高，這種壓力，反倒會讓你睡不著！改變認知，放過自己，正面看待，樂觀以對，反而讓你壓力全消，一夜好眠！

關於睡眠，常見幾個會逼死自己的錯誤認知包括：「今晚一定要趕快睡著」、「一定要睡滿 8 個小時才行」、「整晚做夢就是完全沒睡」、「失眠就要留在床上等待睡意來臨」、「沒睡飽一定要補眠」、「失眠會造成隔天工作不順利」……等。其實，這些想法都是錯的。以「一定要睡滿 8 個小時」為例，人沒有那麼脆弱，偶爾少睡幾個小時並不會怎麼樣。想想你小時候，全家人出門旅遊的前一晚，不也沒怎麼睡，第二天還不是精神百倍？還有，「整晚做夢就是完全沒睡」也不正確。做夢本身就是睡眠的一部份。如果你能換個方式告訴自己：「做夢是正常的，做夢表示我有睡覺。」然後開心地迎向嶄新的一天，相信今天入眠之後，煩人的夢也會離你遠去。

總之，標準不要那麼高，越糾結，越受苦，放下執念，海闊天空。說到這兒，是不是有點像上一堂課討論的壓力？誰能沒有壓力，但你看待壓力的方式，決定了壓力對你的影響。正面看待壓力，你會隨之成長；負面看待壓力，你會失去健康。對失眠的態度不也應該這樣？

最後提醒科技控讀者，使用手環記錄睡眠，請不必斤斤計較它的分析。手環偵測的是活動狀態及脈搏，不能真正推測熟睡期或深度睡眠的比例，結果稍事參考即可。需要留意的，反而是最基本的入睡時間和起床時間。**能儘量維持規律的作息，才是改善睡眠品質的必勝基本功！**

運動遠離慢性疼痛，強化核心肌群最重要 /////

首創核心快走，有效改善慢性疼痛

運動諮詢／臺北榮總復健部王柏堯職能治療師

　　「運動、運動、運動！」這是我在門診常對慢性疼痛病人說的話。運動對慢性疼痛的重要性，就像地段之於房地產投資，講三次也不為過。老實說，看疼痛門診這麼多年，開藥、調量，只需要一分鐘的溝通確認，剩下的時間，我都在和病人討論非藥物治療的部分，尤其是運動。不喜歡動的人，一定要讓他動起來。

　　「你都痛了這麼久、看了這麼多醫師、吃了這麼多的藥，還不是這麼痛、這麼苦？**為什麼不做一件從沒做過的事來打破這個惡性循環？**」這件事，就是持續運動，也是我常對病人說的話。

只要願意持續運動，就能打造無痛體質

　　我也訓練自己長跑。不但長年的鼻過敏不藥而癒，也告別了近十年的全身酸痛。50 歲生日，我完成了人生第一個全馬，算是送給自己的禮物。之後，每逢病人問我：「我的痛會好嗎？」、「我要吃藥一輩子嗎？」我都自信的秒回：「你一定會好，只要你運動！」

大家都知道運動好處多多。但是，運動基本上是痛苦的、麻煩的、費時的。有誰天生喜歡規律的運動？更何況是要疼痛的人動起來。本堂課先拆解一下運動對慢性疼痛的好處、再討論不同類型的運動如何搭配與規畫，最後談談保持規律運動的心法，這也是最具挑戰性的一點。如果成功做到，運動能幫你打造一輩子的無痛體質！

運動可以訓練大腦，從身心靈開始著手

運動能潤滑關節、強健肌肉、抗發炎、促進組織廢物排出、維持身材、改善睡眠、調節自律神經、保持活力、提升專注力……好處不勝枚舉。對慢性疼痛來說，運動更是好處多多。我們也可以比照第10堂課，從身、心、靈三層面來剖析運動如何改善慢性疼痛。

在**身體層面**，運動能避免肌少症，強化核心肌群，保持姿勢平衡穩定，避免局部受力不均變成筋膜炎；強健的肌肉也能分泌保護大腦的物質，如：腦源性神經營養因子（brain-derived neurotrophic factor, BDNF）等，避免大腦認知功能退化。另外，運動能抗發炎，避免肥胖，透過免疫功能的調節改善慢性疼痛。

不僅如此，運動還能促進腦內啡的分泌。腦內啡是大腦內生性的止痛分子，研究發現可以提高疼痛閾值，讓個體對痛不要那麼敏感。更重要的是，運動能調控自律神經功能，透過交感、副交感神經的活

化與平衡，讓個體面對各種壓力時，保持身體各系統的恆定。

在**心理層面**，運動除了刺激腦內啡分泌、多巴胺、色胺酸的分泌也會增加，能改善憂鬱與焦慮。2023 年發表於《英國運動醫學期刊》的一項研究指出，運動能紓壓、帶來愉悅感，對憂鬱、焦慮症狀的舒緩效果，甚至是諮商或藥物治療的 1.5 倍。

在**靈性層面**，運動能提升社交參與的機會，尤其是群體參與的運動。當大家相互鼓勵打氣、突破撞牆期或比賽獲勝；受傷或輸了比賽時相互扶持、尋求慰藉等等，這種為了共同目標合作努力、關懷扶持的人際互動，可以養成積極進取、團隊合作的正面價值觀，更能從運動本身擴展到其他生活層面，有助於慢性疼痛的病人不再逃避與退縮。

讓我們回想一下第 10 堂課談到的慢性疼痛循環：「持續性疼痛→活動減少、體能下降→負面情緒→逃避與退縮→失能與壓力失調→持續性疼痛。」在這個循環理論中，如果我們規律運動，它所帶來上述身心靈三方面的好處，或許能從「活動減少、體能下降」、「負面情緒」、「逃避與退縮」這三個破口切入，中止慢性疼痛的無限迴圈。

除此之外，當個體持續地規律運動，還有可能透過大腦認知的改變緩解慢性疼痛。我們前面提過，**疼痛來自於大腦的保護作用，而慢性疼痛來自於大腦的過度保護**。當我們透過運動強化身體、提升活力

之後，大腦就會規律獲得訊息，得知我們的身體強健，可以自由自在活動，而且安全無虞。久而久之，大腦就能放鬆下來，不會過度警覺，最終就能幫助病人走出慢性疼痛。

運動概分三大類，改善各種不適症

運動好處多多，那麼，我們要選擇什麼樣的運動？先讓我們來看看，**運動可以概分成有氧運動、阻力運動、伸展運動三大類。**

1、有氧運動（aerobic exercise）

是一種長時間、有節奏並能使心跳速率上升的大肌群運動。常見的像慢跑、游泳、騎單車，或健身房裡的器材如跑步機、滑步機、划船機等等，都算有氧運動。有些民眾喜歡健行、快走、跳舞等，也是非典型的有氧運動。其實，只要進行的時間長且能讓您有點喘、心跳加速，這樣的運動都有「有氧運動」的成分。根據文獻建議，每次 30 ～ 60 分鐘，每週 3 次的有氧運動，持續 4 個月以上，能夠有效改善慢性疼痛病人的生活品質。

2、阻力運動（resistance exercise）

是透過重量器材在肌肉運動的過程中，給予刺激的一種訓練方

式。阻力訓練常見的器材，像是健身房裡的啞鈴、槓鈴等器材都是，在家中若沒有類似的設備，彈力帶、裝水寶特瓶都是簡易居家訓練的好幫手，成本低且實用。研究指出負重約 3 公斤，每組動作 8～11 下，每天 3 組，可以緩解慢性疼痛。

　　阻力運動同時也可以提高肌肉的強度，減少因不良姿勢、生活習慣所引起的肌肉酸痛。

3、伸展運動（stretching exercise）

　　是透過不同的身體姿勢、動作來延展肌肉，達到放鬆肌肉的效果。日常生活中，伸展運動隨處可見。學校體育課的體操、時下流行的瑜珈、公園裡大叔大嬸打的太極拳、八段錦都是很好的肌肉伸展運動，在研究上也被證實，適當的伸展肌肉，可以提高病人的身心靈品質。伸展運動看似緩和，然而，對於慢性疼痛的改善，已有越來越多的研究支持。比如第 7 堂課討論的慢性疼痛大魔王「纖維肌痛症」，就有研究顯示，讓病人進行為期 12 週的楊氏太極拳訓練後，可以改善纖維肌痛症的症狀。

　　許多慢性疼痛的病人都是按摩的常客。講到這兒，一定有人會問，難道按摩不是運動嗎？其實，**按摩只算是一種被動運動**，也就是依靠他人或器械等外力，達到局部肌肉或軟組織的刺激、伸展或放

鬆。和上述三大類的主動式運動相比，按摩無法訓練心肺功能、增加肌力、減重減脂，若按摩的力道不當甚至還會造成傷害。

此外，只有主動式運動，才能強化大腦認知功能，最終改善慢性疼痛與生活品質。與其花錢花時間去按摩，我還是比較建議病人養成規律（主動）運動的好習慣。

養成運動習慣，達到一定的頻率和強度很重要

至於三大類的主動運動要選哪一種？其實，「小孩子才做選擇題，成年人當然是全都要」。這不是玩笑話。

每種運動都會訓練不同的肌肉群。游泳高手不見得跑得快；健美先生可能是爬山小白，相信大家都有這樣的概念。的確，只從事單一類型的運動，有時甚至要小心運動傷害。我在門診就有好幾位勤練甩手功的病人，只做這種重複性的甩手動作，可能姿勢也不標準，結果反倒因為手腕的正中神經受到壓迫導致「腕道症候群」。另外，波比跳造成足底筋膜炎的病人也不少。

因此，門診病人我都建議他們：**「伸展－有氧－阻力」三合一的運動策略**。也就是，開始快走或跑步前先做做體操、瑜珈或其他伸展運動，活絡肢體、避免抽筋。等到快走或跑步結束，在全身發熱、充分暖身的情況下，拉拉單槓或做做伏地挺身等阻力運動，可避免肌肉

拉傷。當然，在有氧運動的同時進行阻力運動，如：拿啞鈴快走，也是可以的。每次三合一運動過後，如果能在休息之前，再穿插一小段拉筋伸展來平復心跳、放鬆肌肉，則更能避免運動過後的乳酸堆積與肌肉酸痛。

有氧運動是三合一運動的核心，也是目前對慢性疼痛實證最豐富的運動類型，建議應占整體運動時間的 80%。換句話說，如果你今天只有半個小時可以運動，那麼，先 3 分鐘伸展，再 24 分鐘有氧，最後再 3 分鐘阻力運動。

此外，**有氧運動要達到一定的強度和頻率，散步不算運動**。根據 WHO 2020 年的運動建議，成年人每週應進行**至少 150 分鐘的中強度有氧或至少 75 分鐘的高強度有氧運動**。所謂中強度，是指運動後，「能交談但無法唱歌」，高強度則是指「講話很喘」。若沒有慢性疾病，每週可將中強度有氧提高到 300 分鐘、高強度有氧提高到 150 分鐘，則更能獲取額外的健康益處。

雖然 WHO 是以每週計算有氧運動的時間總和，我還是建議病人每天規律運動而不要三天打漁、兩天曬網。如果你看過《原子習慣》這本書就知道，每天都進步 1%，一年後，你會進步 37 倍。但如果你是看忙碌狀況抽空運動，一定很容易荒廢。唯有養成習慣，每天運動，才是最不痛苦、確保目標達成的最佳方式。

快走是最完美的運動，隨時都能開始

上述的運動建議，相信很多人都沒有達標。「下班都很晚了，哪有時間運動！」、「家事很多，沒辦法空出時間啦！」等等，各種藉口都有。其實，走路，是被世界衛生組織認證的最完美運動，入門容易。只要一雙好步鞋，隨時都能開始。

只是，散步不算運動，因此，我把標題修正為快走，才是最完美的運動。對於從不運動的病人，我都建議從「**有點喘的快走，每天半小時**」開始。這樣就能達到每週至少 150 分鐘的中強度有氧。而且，可以分段加總。例如通勤或購物時，提早一兩站下車快走，這些瑣碎的時間運用也可以併計。聽到這樣，很多病人就願意嘗試看看了。

當然，還有一群病人會挑戰我：「那麼痛，我要怎麼動？」如果疼痛影響行走，那麼，就先接受治療，並在安全的狀況下訓練腿部肌力。例如：居家進行「**床上腳踏車**」訓練或尋求專業的物理治療復健訓練。隨著疼痛在治療後改善，再循序漸進，逐步拉長走路的時間與距離。總之，不要受傷是最高原則，有困難的話分段進行，每次短距離，加總還是有機會達標。

● 床上腳踏車

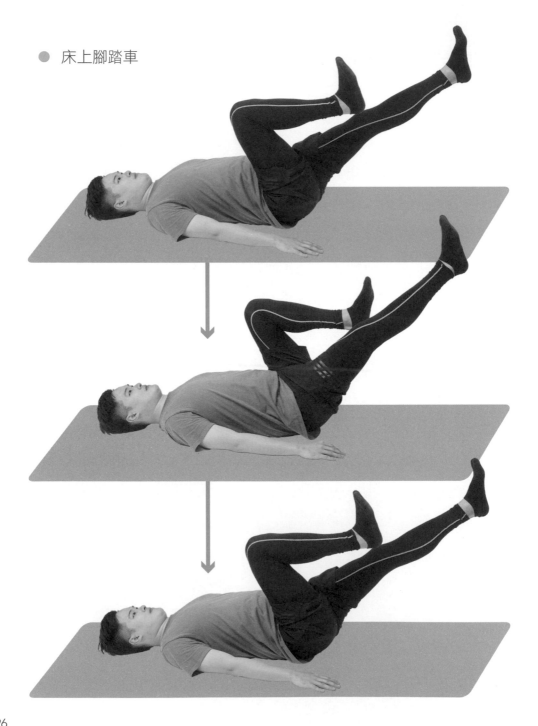

　　講到避免受傷，我很推薦大家參考日本體育學教授木寺英史所著的《複利走路法》一書，用「減少能量消耗」的方式，輕鬆步行。簡單來說，就是前進時利用重力讓身體前傾，並在膝蓋彎曲與打直瞬間，借助地面反作用來移動，此即所謂的「彎曲步行」。這種行走方式，比起膝蓋打直、腳尖用力蹬把身體抬起來的「直立步行」方式，不但減少耗能，而且減輕膝蓋與腰椎的負擔，避免膝痛與下背痛。

　　每天快走半小時只是基本。一般而言，快走若要額外獲取健康益處，或者改善慢性疼痛，不用一定要日行萬步，我**建議每天快走7500 步**。

　　一份 2019 年發表在「美國醫學會內科學（JAMA Internal Medicine）」的研究報告指出，高齡女性走越多步，死亡率跟著下降，但當一日總步數大於 7500 步，死亡風險其實就不太有變化。

　　若以快走每分鐘 125 步來計算，7500 步正好就是一個小時！同樣的，這個運動量也可以分段累積。

　　增加樂趣，也能讓你的「快走修鍊」更容易持續。我常在快走時聽 podcast、聽 TED talk，運動同時學習，真的一點都不無聊！

首創「核心快走法」改善慢性疼痛

走路或快走雖然簡單易行、號稱最完美的運動，但對改善慢性疼痛最重要的核心肌群，強化的效果可能不足。核心肌群是指連結身體軀幹的重要肌肉群，能連結穩定我們的上下半身，也是屬於身體內部的深層肌肉。只要核心肌群有力，就可以支撐身體做任何大小動作，並分攤脊椎所承受的壓力。若是核心無力，就容易因為姿勢不良導致局部肌肉受力不均，長期如此，就有可能造成慢性筋膜炎或慢性疼痛惡化。因此，對慢性疼痛來說，核心肌群可說是最重要的肌肉群。

若能在快走的過程中結合一些核心訓練、重量訓練甚至高強度間歇訓練（High Intensity Interval Training, HITT），就能藉由核心肌群的強化，放大快走對慢性疼痛的改善效益。而這種快走訓練，我稱之為「**核心快走法**」。

核心快走法

核心快走法結合理論基礎與臨床經驗設計而成，分為三個等級，可隨著運動的習慣與自身的能力加以調整。

● 初階版

　　為了增加走路強度或是難度，可以在快走路線中加入上下天橋、走斜坡等挑戰，這樣就能透過爬坡運動，訓練腰大肌（psoas major muscle）等核心肌群。

STEP 1　　　　　　　　　　STEP 2

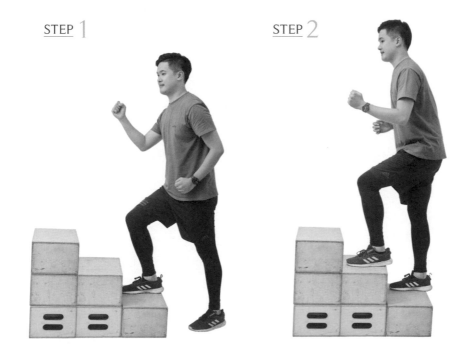

Point

　　也可以調節走路的速度，不要長期維持均速，可以在一小時的快走訓練中，時而加快、時而放慢走路速度，增加快走的挑戰性。

● **中階版**

　　關鍵在增加負重，快走時可雙手拿著裝滿水的水瓶，邊快走邊進行雙肩畫圓的動作。

STEP 1 手持 600 毫升礦泉水瓶，快走時把雙手朝天空舉高，再向外平舉與地面平行，再放鬆自然下垂，反覆 8 到 10 次，直到手臂出現輕微的痠感就停止動作。

STEP 2 持續走路，讓手臂休息 5 到 10 分鐘後，再重複舉起水瓶，反覆操作這個流程即可。

● 這種雙肩畫圓的運動也能訓練上背部的肌肉以及穩定水瓶高舉的核心肌群，一次達到兩個訓練目的。

Point

　　須留意的是，雙肩畫圓動作需專心在上肢的動作，且手臂放下時，可能遮擋兩旁視線或撞到旁人，因此建議在空曠人少處，如學校操場中進行。

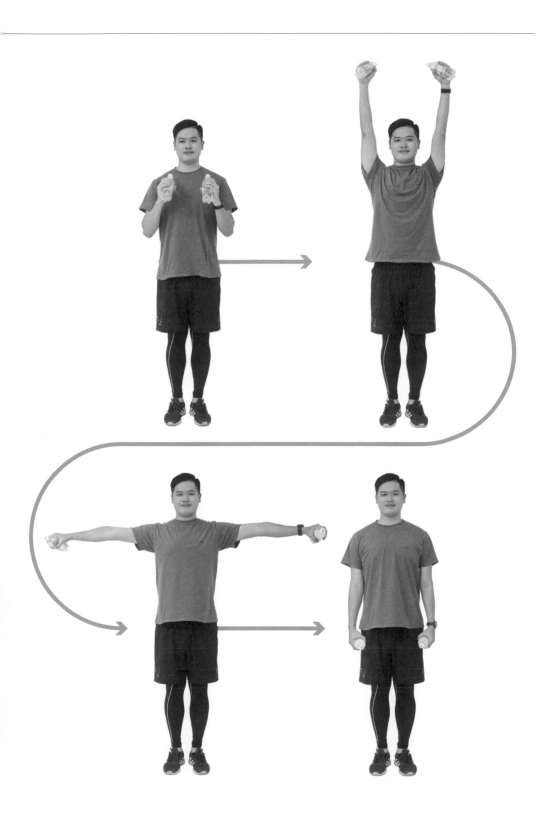

此外，選用這種方式，不妨出門快走時背個雙肩背包，若手痠不能繼續舉高時，可以將水瓶收進去，這麼一來，這個有重量的背包就剛好成為一個簡易的負重物，背著快走也可以提升核心穩定度，快走完畢後再把部分的水喝掉，減少回程時的重量外，也能在運動完畢後補充水分喲！

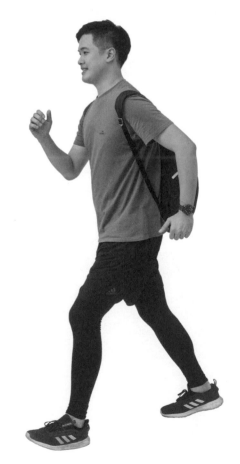

● 高階版

　　高階版原則是在快走中穿插高強度的核心訓練動作。可在 7500
步（或一小時）的快走過程中，加入深蹲、弓箭步、高抬大腿、波比
跳等核心強化動作，

STEP 1　開始快走 1500 步
　　　　後暫停一下。

STEP 2　做 15 個深蹲，接著繼
　　　　續走 1500 步。

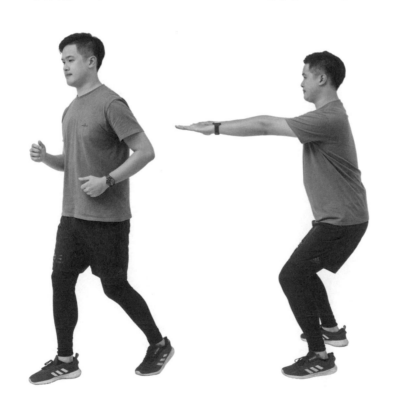

<u>STEP</u> 3 做 15 個弓箭步，或是高抬大腿，再走 1500 步。

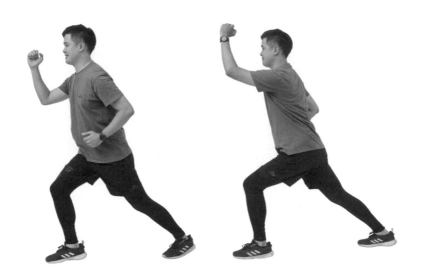

● 高抬大腿左右各 15 下，接著再走 1500 步。

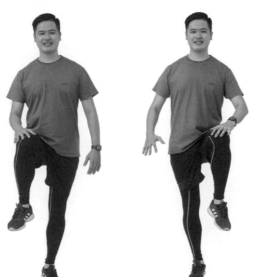

Point

快走中穿插高強度
的核心訓練動作，能讓
快走同時強化核心，也
能提高運動強度。

STEP 4 做 15 個波比跳，最後再把剩下的
　　　　1500 步走完即收操，剛好完成一天
　　　　7500 步的快走訓練。

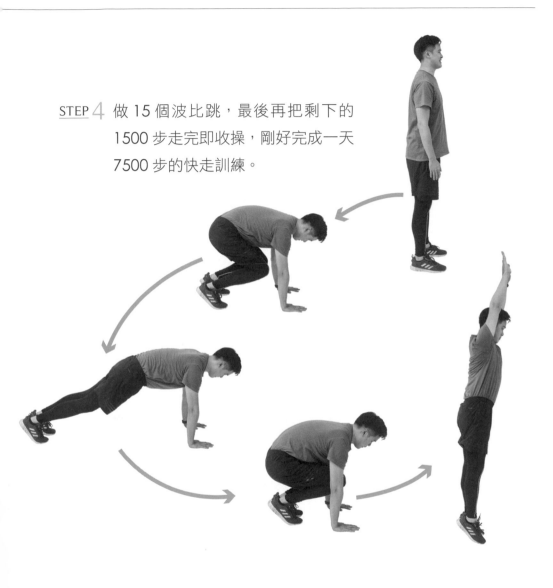

高階版核心快走法的參考作法

快走 1500 步後	快走 1500 步	快走 1500 步	快走 1500 步	快走 1500 步
15 個深蹲	15 個弓箭步	15 個波比跳	15 個抬腿運動	完成

一小時（7500 步＋四項核心動作）

　　如果場所適合，選擇伏地挺身、仰臥起坐、或平板支撐做為核心強化動作穿插於快走過程也行，甚至還可以加入輔助器材。例如，有時我會帶著輕便型的跳繩去快走，這樣就可以在快走途中，穿插跳繩（也可使用無線跳繩）。例如，每走 1500 步就停下來跳繩 150 下。

　　在短時間內執行連續的深蹲或弓箭步、波比跳、跳繩都可以視為一種高強度間歇運動（HITT）。這種運動需要爆發力，藉由大肌肉群的活動，提高心率，同時也能強化核心。

　　相較於連續性有氧運動，HITT 更能在短時間內達到類似成效。尤其，有減重需求的人像我，HITT 的效果絕對比單純的快走有效，

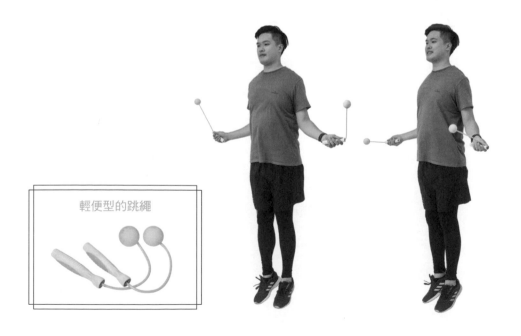

輕便型的跳繩

許多研究也顯示，**HITT 可以降血糖、降血脂、穩定情緒、改善冠心病人的心臟功能等等**。但也因為運動強度高，建議讀者根據自己的身體狀況判斷是否適合，又或者建議您從等級一開始慢慢訓練，不要一開始就執行高強度的等級三，若還是不確定，請與您的醫師、治療師討論您的運動計畫。

　　總之，若要進一步改善慢性疼痛，強化核心，乃重中之重。

核心快走法的三種等級

等級	名稱	原則	舉例
一	初階版	增加快走難度、強度	快走路線中加入爬樓梯、走斜坡
二	中階版	增加快走時的負重	快走時手持水瓶配合動作
三	高階版	穿插高強度核心訓練動作	每走 1500 步，停下執行 15 個核心動作，重複操作此循環

核心快走法
QR CODE

重點不在走幾步，而在持之以恆

　　本堂課介紹了不同類型的運動，並建議大家採行「伸展－有氧－阻力」三合一的運動策略。其中的有氧運動，對慢性疼痛的病人來說，

首選就是入門輕鬆、最基本的快走。若能快走的同時，配合核心訓練，也就是本書創新的「核心快走法」，對慢性疼痛而言，可說是最完美的運動。

許多慢性疼痛的病人對開始動起來，有很大的心理障礙。其實，對嚴重慢性疼痛的病人，我一開始不會跟他提每天 7500 步或快走一小時，避免病人因為做不到的挫折感而放棄治療，但我會鼓勵他，先戒除久坐或者臥床。換句話說，能動就動，能站就站，不要一直坐著或整天躺著。

有心要運動，就算躺在床上，也可以腳懸空做腳踏車運動。久坐久躺，不但核心無力，肌少症風險大增，而且自律神經也會功能衰退，這是慢性疼痛的重要成因之一。

隨著病人活動量增加，藥物治療也開始發揮部分止痛效果，我會接著請病人從輕鬆的運動開始，一般就是走路。同時，我也會鼓勵病人使用本書所附的疼痛日記來管理自己的疼痛狀況與運動量。即使一開始每天只走 2500 步，但隨著日記持續一段時間後，病人都告訴我，日記上的運動記錄讓他很有成就感，也越來越有信心。許多病人在疼痛進一步改善後，甚至會主動增加運動量，希望自己早日達到 7500 步的目標。

　　循序漸進、日記管理之外，改變身分認同，也是《原子習慣》一書給我的靈感，有助運動習慣的養成。在就讀台大 EMBA 那兩年，我們全班同學從壘球、校園馬拉松、戈壁馬拉松、單車環島到泳渡日月潭等，無役不與。琳瑯滿目的各式體育活動，一度我還以為自己進修的是體育系。不過，這樣的氛圍與認同，也讓我養成規律運動的習慣。

　　同樣的，我在門診也常鼓勵病人，「你一定會好，離開止痛藥，只要你運動。」「把自己當作運動員，和運動變成一輩子的好朋友。」對那些不想吃藥的慢性疼痛病人，這招特別管用。甚至還有纖維肌痛症的女病人，受此激勵，最終考取健身教練證照，夠熱血了吧！

　　沒有人喜歡終身吃藥。若想揮別慢性疼痛，運動是最好的非藥物治療。走幾步不重要，在不造成運動傷害的前提下，視病情輕重動態調整即可。重點是**戒除久坐，讓持之以恒的運動習慣，助你早日揮別慢性疼痛！**

NG 飲食會導致肥胖、慢性發炎和疼痛 //////

這樣吃，吃出無痛好體質

營養諮詢／臺北榮總營養部吳柏姍主任

　　台灣人很重吃，就連在慢性疼痛門診，也有很多病人關心是否吃錯食物才造成疼痛；或者，要怎麼吃才能改善疼痛。反之，慢性疼痛和壓力有關，很多病人為了紓壓，飲食無度，來者不拒，身材暴肥不說，甚至衝擊健康與生活品質，可說是人財兩失。其實，食藥同源。吃得正確，可以打造無痛好體質，即使你沒有慢性疼痛，學會終身受用！

　　前面幾堂課提過，慢性疼痛除了和神經的功能失調、大腦的過度保護有關，也和發炎的體質有關。研究發現，多數慢性疼痛病人體內，促發炎性物質的含量較高，可能是疼痛產生的原因之一。

　　其實，肥胖就是一種慢性發炎體質。同樣的，長期失眠、壓力過大也會造成慢性發炎，進一步誘發慢性疼痛。因此，本書前面幾堂課強調的壓力管理、規律睡眠、充足運動、和本堂課強調的飲食型態，其終極目的都在降低慢性發炎，這樣就能幫助病人改善慢性疼痛，或幫正常人打造一個健康無痛的體質，提升生活品質。

　　有益健康的飲食法有很多種，各有其功能性定位。例如：強調穩定血糖的低 GI 飲食、有利高血壓的「得舒飲食」、著重抗癌的「彩虹飲食」、預防失智的「地中海飲食」或「麥得飲食」等等。有些飲食法則較為激進，目前仍有爭議，例如強調減重的「生酮飲食」，不見得人人適用。比較適合慢性疼痛的飲食型態，應強調其抗發炎的功效，我們姑且稱之為「**抗發炎飲食**」（anti-Inflammatory diet）。

奉行抗發炎飲食，打造無痛體質

　　研究發現，抗發炎飲食能透過免疫功能和腸道菌群的調節，減少免疫細胞釋放發炎介質，進而降低身體的慢性發炎，對減輕關節或肌肉疼痛、穩定血糖、降低心臟病發生率等許多健康問題都有幫助。

　　過去幾年新冠疫情，許多專家都建議採行抗發炎飲食，讓它一夕爆紅。

　　抗發炎飲食的重點，就是多攝取抗發炎食物，同時避免發炎食物。實際執行時，我們可以遵循以下 8 大原則如下頁：

魚類

沙丁魚、秋刀魚、鯖魚、鮭魚等青背深海魚,富含 omega-3 脂肪酸,有助抗發炎,是推薦的魚種。需留意的是,大型深海魚因含重金屬機率高,不宜過度攝食。

深色蔬菜

深色蔬菜富含維生素、植化素與多種抗氧化物,有助抗發炎。較推薦的有青花菜、菠菜、蘆筍、芥藍菜等

類黃酮／多酚類

蘋果、柑橘、番茄、莓果、綠茶等富含類黃酮和多酚類,可增強身體免疫力。

堅果類

和深海魚類一樣富含 Omega-3 脂肪酸,此外堅果還含有多種抗氧化物質,有助抗發炎,南瓜子、核桃、亞麻籽等都很推薦。

發酵食品

發酵食品如優格、優酪乳等富含益生菌,有助改變腸道菌群,調節免疫抗發炎。

全穀類

全穀類除含抗氧化物之外還有豐富的膳食纖維,可抗發炎,較推薦的有糙米、燕麥、紅藜、綠豆等

辛香料

辣椒、大蒜、薑、蔥、迷迭香、和咖哩所含的薑黃素等,都具有抗發炎或抗氧化植化素,有助改善發炎體質。平日飲食可多納入這些香草或香料。

避免發炎食物

常見的發炎食物有精製澱粉(如白麵包和糕點等)、油炸食品、含糖飲料、含酒精飲料、紅肉(如豬牛羊肉)、加工肉品(如熱狗、香腸、漢堡肉等)、反式脂肪(人造奶油、酥油等)、飽和脂肪(動物油等)、人工色素、防腐劑與人工添加物等等。換句話說,非原形食物,尤其是精製加工食品,潛在都會導致慢性發炎應盡量避免。

我們也可以從碳水化合物、蛋白質、脂肪、礦物質和維生素等五大營養素的角度來總結上述抗發炎飲食的應用重點：

1、**碳水化合物**：要吃醣（全穀根莖類等）但要戒糖（精製甜點、零食或含糖飲料等）。全穀根莖類同時富含纖維，有助改善腸道菌群。

2、**蛋白質**：動物性以魚類優先。此外，家禽的不飽和脂肪酸含量較家畜高，故抗發炎飲食的肉類攝取原則是多吃白肉（海鮮、家禽），少吃紅肉（牛、羊、豬）。

3、**脂肪**：動物性來源建議以深海魚類為主。植物性來源則以堅果為主。少吃油炸、高脂食物，同時也要避開壞油脂（飽和、反式脂肪）。

4、**礦物質和維生素**：可採一天（至少）五蔬果為原則，攝取足夠的礦物質與維生素。所謂五蔬果，是指五份蔬菜或水果。其中，蔬菜一份，是指煮熟後占飯碗的五分滿；水果一份則是指切好後占飯碗的七分滿。至於蔬果選擇的重點在九個字：「挑當季、選在地、多樣化」。若能結合「彩虹飲食」的精神，選擇不同顏色的蔬果，這樣就能符合多樣化的精神，確保每天都會攝取到深色蔬菜和富含類黃酮或多酚的水果。此外，全穀類也是礦物質和維生素的豐富來源，像糙米、紫米、蕎麥、燕麥、糙薏仁（帶皮的薏仁）等就有豐富的維生素 B 群。

脂肪酸攝取的種類，是抗發炎飲食的重點，容我再用一點篇幅深入介紹。基本上，脂肪酸可分為多元不飽和脂肪酸、單元不飽和脂肪酸和飽和脂肪酸。其中，**多元不飽和脂肪酸**又分為次亞麻油酸（Omega-3）和亞麻油酸（Omega-6），都是人體的「必需脂肪酸」，也就是「人體需要，但無法自行合成」的脂肪酸。**單元不飽和脂肪酸**，又稱油酸（Omega-9），和**飽和脂肪酸**都是非必需脂肪酸，請見表一的比較。

理論上，如果要抗發炎，應多攝取次亞麻油酸（Omega-3）和油酸（Omega-9）。次亞麻油酸（Omega-3）不僅可以在體內轉換成抗發炎的前列腺素（PG1），降低體內的發炎反應，更可以減少造成發炎反應的前列腺素（PG2）產生。此外，近年的研究甚至顯示，高量次亞麻油酸（Omega-3）能幫助膠淋巴系統發揮最佳功能，有助大腦排毒。然而，富含次亞麻油酸（Omega-3）的油品如亞麻仁油、堅果油不耐高溫，只適合涼拌或生食。因此，烹煮料理食物，建議改用發煙點高、同樣也能抗發炎、富含油酸（Omega-9）的油品例如**橄欖油、茶油或酪梨油**。

最後提醒大家：抗發炎飲食最大的重點還是以天然原型食物為主，而且建議均衡攝取多樣食物，不要老是只吃某幾種食物。

表一、脂肪酸分類與食用油來源

脂肪酸分類	Omega-3 多元不飽和脂肪酸	Omega-6 多元不飽和脂肪酸	Omega-9 單元不飽和脂肪酸	飽和脂肪酸
必需或非必需	必需脂肪酸	必需脂肪酸	非必需脂肪酸	非必需胺基酸
代表性種類	Alpha- 次亞麻油酸（ALA）、DHA、EPA	亞麻油酸、花生四烯酸	油酸、芥酸	硬脂酸、棕櫚酸
食物來源	深海魚油、亞麻仁油、堅果油、印加果油、奇亞籽油	大豆沙拉油、芝麻油、花生油、玉米油、葡萄籽油、葵花油	橄欖油、苦茶油、酪梨油	豬油、奶油、椰子油
健康影響	抗發炎	易造成發炎	抗發炎	容易形成膽固醇
烹調方式	最不耐高溫只適合涼拌或生食	不耐高溫	耐高溫適合煎煮炒炸	耐高溫適合煎煮炒炸
美國心臟學會建議占比	15%	15%	45%	25%

如果你肌肉量不足，蛋白質不可少

在前一堂課我們提到，久坐的生活型態，肌肉容易流失甚至引發肌少症，而肌肉量不足，也和慢性疼痛有關。當你支撐全身體態和重量的肌肉不足或肌力不夠，長期下來，不但關節負擔加重，核心肌群也會因為受力不均造成疼痛，尤以慢性下背痛最為常見。除了疼痛之外，走路變慢、握力變小、體重減輕、代謝變慢、甚至容易跌倒，也是肌肉流失或肌少症的常見表現。

除了最簡單的量腿圍、量臂圍以外，如果你想更精確知道自己的肌肉量是否足夠或監測其變化，可以用市售具「體組成量測」功能的體重計，甚至到醫療院所用「雙能量 X 光骨密度及全身組成分析」（dual energy x-ray absorptiometry, DXA）來得知精確的數值。

肌少症的危險因子包括：高齡、營養不良、活動量不足、或潛在的慢性疾病如糖尿病、肝腎功能障礙等。從 40 歲開始，人體肌肉就以每 10 年 8% 的速度不斷流失。久坐，也就是每天連續坐著超過 6 小時的生活型態，肌肉流失更快。因此，要想防堵肌肉流失、避免慢性疼痛，除了前一堂課提到的運動強化肌肉、避免久坐以外，我們還要強化營養，尤其是能促進肌肉生成的蛋白質與維生素 D。

抗發炎飲食本身就能透過抗發炎，減少肌肉的流失，而其本身也

強調優質的蛋白質來源，以動物性的魚類、家禽和植物性的堅果為主，少吃牛、羊、豬等紅肉。但若想增肌，蛋白質的量還是要精算。一般而言，成人平均每日應攝取每公斤體重 ×1 克的蛋白質；60 歲以上蛋白質建議攝取每公斤體重 ×1.2 克；想要增肌或是運動健身族，則建議每公斤體重 ×1.5 克。以 60 公斤成人，每公斤每天攝取標準 1.5 克來換算，每天應攝取蛋白質 90 克。

常見食材的蛋白質含量，大家可以上網搜尋。一般來說，每顆蛋約 55 公克，含一份蛋白質，也就是 7 公克，相當於魚肉 35 公克、雞肉 30 公克、半盒嫩豆腐、兩片起士、黃豆 20 克、豆漿 190c.c.、牛奶 210 CC 或優格 230 克。整體而言，建議動物性蛋白質與植物性蛋白質以 1:1 的比例來搭配組合成每日的攝取總量。

攝取蛋白質來增肌，還有三大重點：

1、平均攝取

現代人的生活習慣，早餐吃得少甚至隨便吃，中餐吃便當解決一餐，晚上往往吃得比較多，其實，這樣的飲食型態對蛋白質的攝取不利。美國營養學會建議，三餐中的**蛋白質要平均攝取**。若集中在某一餐，吸收有其限制。

2、過量無益

許多研究發現，運動訓練期間，讓運動過程流失的蛋白質和吃進來的蛋白質達到氮平衡（nitrogen balance），對運動表現的維持相當重要。超過身體需要量的蛋白質只會被排出體外，徒增腎臟負擔。若要增肌，實質幫助最大的是增加訓練量，蛋白質適度配合增加即可。不成比例地狂吃蛋白質並不會讓肌肉長更快。

3、完善的飲食計畫，必要時諮詢專業

除了足量的蛋白質補充，還要記得**多喝水**，維持代謝平衡。**總熱量**也要控制，以免過多的熱量與糖分轉換為脂肪堆積。反之，適量的**優質油脂**還是必要的，千萬不要只吃水煮餐。油脂可協助人體吸收脂溶性維生素、構成細胞膜與荷爾蒙等，以維持人體的正常生理機能。像**維生素 D** 就是一種重要的脂溶性維生素，它不但會參與肌肉合成，缺乏維生素 D 也與肌少症有相關，可考慮適量補充。最後，若有腎臟疾病，恐不適合高蛋白飲食，建議進一步諮詢專業醫師或營養師計算精確建議值。

如果你想減重要留意熱量攝取

國際上常用身體質量指數（body mass index, BMI）來評估肥胖。根據衛福部的定義，國人的 BMI ≧ 24 為過重，≧ 27 是輕度肥胖，

> 30 是中度肥胖，> 35 就算重度肥胖。即使 BMI 值沒有超標，但男性腰圍超過 90 公分（約 35.5 吋），或女性腰圍超過 80 公分（約 31 吋），也算肥胖。

肥胖是一種慢性病，代表身體在慢性發炎。許多研究已證實，肥胖會增加慢性疼痛的風險。因此，想要遠離慢性疼痛，控制體重也很重要。照理說，如果你持續遵循抗發炎飲食的原則，吃原型食物而杜絕精製糖、飽和脂肪或加工食品，體重和體態都會改善。但肥胖的原因極其複雜，久坐少運動、壓力大、睡不好、肌少症或有其他慢性病，都有可能影響代謝率造成體重下不來。因此，若有減重需求，我們可以在抗發炎飲食的框架之下進一步微調。

其實，減重最重要的原則，就是控制總熱量。白話一點說，就是「少吃多動」。雖說是老生常談，但這確實是減重最重要的黃金定律，沒有之一。人體一天所需的熱量，除了基礎代謝所需以外，還包含身體活動所需的熱量。想減重就是要讓**「攝取熱量＜消耗熱量（即基礎代謝＋活動消耗熱量）」**。當我們所攝取的熱量不足以提供身體一天所需，身體才會消耗脂肪作為熱量來源。只要你每天熱量的進出創造出 500 大卡的落差，持續一週就可以減重約 0.5 至 1 公斤。

聰明的你，從上面粗體字的公式或許會發現，「增加基礎代謝」也有助於產生熱量落差。所謂基礎代謝，是指維持基本生命功能如心

跳、呼吸、血液循環與大腦運作的基本能量需求。人體每日的基礎代謝約需 1,200 大卡，且受很多因素影響，包括性別（男大於女）、年齡（年輕大於年老）和肌肉量等。肌肉量大，可提昇基礎代謝。因此，保持運動，不論是有氧或重訓，都有助於提昇基礎代謝。多喝水、充足睡眠、均衡飲食且攝取適量的蛋白質也很重要。

提醒各位，若為減重而限制熱量，不建議長期低於每日 1,200 大卡，以免影響基礎代謝。當基礎熱量不足，身體除了會分解脂肪因應，也會開始分解蛋白質，造成肌肉流失。三餐定時定量、營養均衡、循序漸進才是減重最佳途徑。快速、不當的節食、禁食或過於偏激的飲食法，不但容易營養失衡，若影響到基礎代謝或導致肌肉流失，真是得不償失，對慢性疼痛反而不利。

舉例來說，許多人用「**168 間歇性斷食法**」來減重，也就是「一天之中 16 小時禁食，並將食物集中在 8 小時內吃完」，讓身體空腹16 小時、清空腸胃並進一步分解脂肪，達到減肥的效果。然而，多數人實行 168 時都是只吃中餐和晚餐。錯過早上營養吸收最好的黃金時段不說，許多人還會在那八小時內零食不斷，或晚餐時報復性大吃，導致營養失衡。

更激進的「**生酮飲食法**」，也是風行一時的減重方式，以高脂肪、充足蛋白質、極低碳水化合物為主要的飲食組成。當身體只攝食

大量肉類、油脂，又沒有醣類，身體只好分解脂肪產能，進而產生酮體。儘管過去的臨床研究發現，短期生酮飲食，可能會降低中樞神經系統的過度興奮，緩解下背痛、骨關節炎和纖維肌痛症的疼痛，但這種激進飲食法，光看飲食的組成就非常不均衡，不但血脂肪可能大幅增加，而且違反抗發炎飲食的原則。長期下來，對慢性疼痛和整體健康恐怕弊多於利，大家還是不要輕易嘗試為宜。

若你有減重需求，不妨在採行抗發炎飲食時，留意一下總熱量的攝取以及營養均衡是否兼顧，必要時可以諮詢醫師或營養師。只要你能「聰明吃，快樂動」，持之以恆，體重控制同時擺脫疼痛絕非難事。

如果你反覆腹瀉或便祕，嘗試低腹敏飲食

第 7 堂課我們有提到，大腸激躁症（irritable bowel syndrome，IBS），或簡稱「腸躁症」，是纖維肌痛症等慢性疼痛常見的共病症，影響全球約 15% 人口。基本上，腸躁症是一種功能性的腸道疾病，也就是說沒有器官上的明顯病灶，但會造成病人反覆腹痛或不適，同時伴隨腹瀉、便秘等排便習慣改變，交替出現，有點像腸道得了躁鬱症一般，嚴重影響生活品質。其實，腸躁症也可視為一種慢性疼痛，除了先天的基因體質外，也和後天的壓力和飲食有關。因此，當我們

談到以抗發炎飲食的框架來輔助慢性疼痛治療，有必要針對腸躁症的飲食保健進一步調整施行細節。

若你有腸躁症，除了遵循抗發炎飲食的原則外，還要做到三餐盡可能**定時定量，並花些時間進食，細嚼慢嚥，避免暴飲暴食以減輕腸胃道負擔**。此外，應攝取充足的水分，建議每天至少 2000 cc 白開水。茶、咖啡等含咖啡因飲料應限制在每天 3 杯以內，且喝一杯咖啡因飲料就應多補一杯等量的白開水，以校正其利尿的脫水效應。酒精和碳酸飲料亦不建議攝取。

除了上述的飲食保健，我們還可以借助「**低腹敏**（low FODMAP）**飲食**」來改善腸躁症。其實不只腸躁症，這種飲食法過去也有研究能改善纖維肌痛症的疼痛。所謂腹敏（FODMAP），就是指可發酵性的（Fermentable）、寡糖（Oligosaccharides）、雙糖（Disaccharides）、單糖（Monosaccharides）以及（And）多元醇（Polyols）等英文的縮寫。當攝取 FODMAP 含量較高的食物（請參考表二）在腸道中，容易增加腸腔水分進而引起腹瀉，或是未消化的醣類進入結腸，細菌利用後發酵產氣，導致腹痛和腹脹等症狀。現在已有許多臨床研究證實，降低飲食中 FODMAP 含量，持續 4-8 週後，約 50-86% 的病人腸躁症可獲改善。

如果已經選擇了 FODMAP 含量低的水果仍然會引起腸道症狀，

我該怎麼辦？首先須避免大量食用任何水果，尤其要注意將果汁和乾果控制在安全份量內食用，即使已經選擇低 FODMAP 的水果，仍需控制總量在每日兩份以內。所謂水果一份，是指中型大小的未全熟香蕉一根（註：全熟香蕉屬高 FODMAP）、哈密瓜 3/4 杯（約 125g）、葡萄 1 杯（約 130g）、奇異果一個（約 75 克）、橘子一個或木瓜一杯（約 140g）。

執行低 FODMAP 飲食需分為三個階段，**第一階段为「完全低 FODMAP 飲食」**，即將飲食內容中高 FODMAP 之食物完全替換成低 FODMAP 之食物，目的為控制誘發腸胃道症狀的因子，持續 6-8 週。

第二階段為「重新導入期」，繼續維持低腹敏的飲食內容，進行食物的挑戰，一次只試一個屬於高 FODMAP 之食物，用以確定哪些食物是可以耐受良好，並確認個案對食物的敏感程度。

第三階段則是「個別化時期」，對於可耐受的食物可納入常規飲食內容，對於無法耐受的高腹敏食物則持續限制，逐步建立適合個人的長期飲食模式。因此，三階段的執行方式並非只是限制特定食物，目的反而在盡量減少飲食的限制，逐步建立適合個人的長期飲食模式。

建議在施行低腹敏飲食期間，諮詢醫師及受過低腹敏飲食相關訓練的營養師，以達到最好的治療效果，避免因飲食限制而導致營養失調等問題。

表二、高低 FODMAP 食物分類

食物種類	低腹敏（FODMAP）食物	高腹敏（FODMAP）食物
蔬菜	茄子、白菜、高麗菜、甜椒、胡蘿蔔、白蘿蔔、黃瓜、櫛瓜、菠菜、番茄、竹筍、小白菜、菜心（芥藍菜）、木耳、秋葵、綠豆芽、蔥綠、薑	蘆筍、花椰菜、碗豆、甜豆、荷蘭豆、蠶豆、山苦瓜、蘑菇、香菇、金針菇、黃豆芽、洋蔥、球芽甘藍、大蒜、紅蔥頭、蔥白
水果	奇異果#、葡萄、哈密瓜、香瓜、木瓜、柑橘、鳳梨、草莓、香蕉*、火龍果 # 綠、金黃一顆約 75 克之奇異果為低腹敏食物 * 未成熟之香蕉為低腹敏食物	蘋果、香蕉*、櫻桃、果乾、芒果、桃子、梨子、西洋梨、李子、西瓜、酪梨、荔枝 * 已成熟之香蕉為高腹敏食物
奶類及乳製品	無乳糖牛奶、杏仁奶、切達起司、帕米森起司	牛奶、奶油、卡士達醬、煉乳、冰淇淋、優格
穀類	白米、糙米、米粉、米線、河粉、冬粉、燕麥片、藜麥、蕎麥麵	含小麥、黑麥及大麥製品（一般市售麵或麵包幾乎均以麵粉製作）
蛋白質類	新鮮肉類（牛、豬、雞、魚等）、蝦、蛋、板豆腐	整顆豆類、豆漿、黑豆漿、嫩豆腐、加工過肉製品
糖	黑巧克力、楓糖漿、麥芽糖、黑糖、砂糖* * 通常可以耐受少量（約一到兩茶匙）	高果糖（玉米）糖漿*、蜂蜜、無糖糖果 * 市售含糖汽水、醬料多含高果糖糖漿
堅果種子類	夏威夷豆、花生、南瓜子、核桃	腰果、開心果
醬料類	醬油、蠔油、各式醋	沙茶醬、蜜汁烤肉醬
茶飲	咖啡、紅茶、綠茶、薄荷茶 *180ml 以內	洋甘菊、茴香、烏龍茶

攝取魚油、輔酶 Q10 和維生素 D，抗氧化和發炎

市售的營養補充品琳瑯滿目，許多病人痛久了或不想吃藥，總想透過這些保健營養品來試試是否有效。然而，在實證醫學的年代，這些營養品絕大多數都沒有經過嚴謹的臨床試驗確認，不是參與人數少、持續時間短，就是研究設計有其限制，要說哪種營養品對慢性疼痛有絕對的好處，其實沒有。然而，吃營養品，包括我在內的許多醫師，大家多半都持開放態度。畢竟，慢性疼痛機理複雜，每個人的成因不同，也沒有絕對完美的藥物治療。只要營養品的成份安全可靠不傷身，而且有學理上的依據與初步的臨床試驗證據，在不干擾臨床藥物治療的前提上，沒有必要排斥。但是，一味追求高價保健品，不運動、不治療，那就是本末倒置了。

總結一下慢性疼痛**補充保健營養品的三大原則**：一、告知醫師，確認不影響治療；二、持續運動與治療，不要本末倒置，保健營養品只是輔助；三、買有認證過的大品牌，不求高價、不要過量。

在有限的實證之下，再考量取得的方便性與服用的安全性等因素，我在慢性疼痛門診比較建議病人選用的營養保健品主要有三種：魚油、輔酶 Q10（Co-enzyme Q10）和維生素 D。這三者都有抗氧化、抗發炎的作用。

先說**魚油**。其實，抗發炎飲食，就鼓勵多食魚類。富含油脂的魚類，如鯖魚，每 100 克魚肉就含有抗發炎的 Omega-3 脂肪酸（EPA + DHA）4,500 mg 以上。但若日常飲食不易取得，可以考慮補充魚油膠囊來獲取 EPA、DHA 這兩種抗發炎的必需脂肪酸。過去研究發現，飲食中補充 Omega-3 脂肪酸，甚至同步減少會誘發發炎的 Omega-6 脂肪酸，可改善慢性偏頭痛的發作頻率以及纖維肌痛症或神經痛的症狀。基本上，我在門診都建議病人每日補充魚油 1000 毫克，飯後服用。若是當天有吃富含油脂的魚類即不必再額外補充。正在服用抗血小板（如阿斯匹靈、保栓通等）或抗凝血藥物的人不宜再服用魚油，以免產生交互作用，增加出血風險。

輔酶 Q10（以下簡稱 Q10）為細胞粒線體能量代謝所需之輔酶，也有抗氧化、抗發炎的作用。目前已有幾個研究顯示對偏頭痛或纖維肌痛症的疼痛緩解有效。Q10 可從多種食物中攝取，人體也可以自行製造。魚類、海鮮都富含 Q10，肉類、堅果、蔬菜（菠菜、花椰菜）等也有 Q10，但食物加工與烹調過程中容易被破壞。依據國人飲食習慣，平均每日 Q10 攝取量只有 3~6 毫克。因此，若要比照研究實證每天補充 100 毫克以上高劑量的 Q10 來改善慢性疼痛，單靠飲食恐怕不夠有效率。因此，慢性疼痛病人建議另行補充 Q10 膠囊，用量以每日 100 毫克為原則。Q10 屬脂溶性營養素，建議飯後食用，

有服用抗凝血藥物者不宜。

　　至於**維生素 D**，根據衛福部的營養調查，98% 的國人也都攝取不足，或許是飲食型態的限制所致。其實，維生素 D 可以從很多食物攝取，像是魚類、肉類、菇類、蛋、奶製品等，但飲食中維生素 D 的攝取只佔人體日需量的 10-20%，其餘 80- 90% 都需經陽光日曬後活化而來。因此，飲食攝取配合充足日照，體內的維生素 D 才能達到正常水平。有鑑於多數人都維生素 D 攝取不足，日照又不夠，再加上臨床研究的佐證，因此，有意願的慢性疼痛病人，我都鼓勵他們主動補充維生素 D，每天 400～800 IU，同時配合充足日照，每天 20 分鐘即可。維生素 D 是脂溶性營養素，過量會蓄積不易排出，因此，不需盲目追求高劑量的維生素 D。

　　除了上述三種保健營養品外，若是病人的慢性疼痛是屬於神經痛，尤其是糖尿病神經病變痛（詳見第六堂課），我也會開立維生素 B12 給病人使用，或鼓勵病人主動補充。**維生素 B12** 是一種水溶性維生素，存在於動物性食品如蛋、肉、魚中。慢性疼痛病人或素食者，建議每天補充 500 微克。

　　在許多慢性疼痛的飲食指引中也會強調攝取充足的水分。研究發現，脫水會讓神經對疼痛的敏感度增加。許多指引都建議，**每天要攝取至少 2 公升的水。**

飲食貴在適時適量、均衡完整

本堂課介紹了適合慢性疼痛的抗發炎飲食,大家可以此飲食型態為架構,再根據自己是否需要增肌、減重或調理腸躁,進一步修正微調。配合保健營養品適度補充,更能增加效率。提醒大家,上述的飲食原則,都是針對沒有重大或慢性疾病、相對健康的慢性疼痛病人所設計。若您有**腎臟病、糖尿病**或其他飲食有特殊限制的相關病史,在進行飲食控制前,應先諮詢醫師或營養師等專業人員。

我一直深信,食物是上天給人類最大的恩賜。**每種食物都有它存在的營養價值**,沒有任何一種食物可以直接取代其他食物。因此,我們應該多方均衡攝取,且盡量以天然完整、未經加工精製的全食物(whole foods)為主,不要糟蹋食物任何可食的部分。幾年前,大家怕膽固醇高,吃蛋捨棄蛋黃的人比比皆是。如今,營養學研究推翻了這個假設,令人心痛的浪費才逐漸減少。同樣的,只吃固定食物的單調飲食型態,也有可能造成負擔,身體反受其害。例如,蘋果共同創辦人賈伯斯奉行的水果餐,長期下來不但會營養失衡,而且脂肪肝、糖尿病、肥胖的風險大增。

此外,若你懷疑某些食物讓你不舒服或疼痛加重,先別遽下結論。最客觀的做法,是利用下一堂課介紹的疼痛日記,記下你懷疑的

食物，同時包括其他配伍的飲食清單，連續記錄一段時間後，再根據日後發生不適的機率，確認或排除其因果關係。根據我們的臨床經驗，亞洲人對食物、食品或添加物的敏感情形，比西方人和緩許多。門診許多偏頭痛病人看了網路資料，以為 3C 食物（起士 cheese, 巧克力 chocolate, 柑橘 citrus）不能吃，但經日記證實會引發或惡化頭痛的病人，其實少之又少。因此，妄下結論，這個不吃、那個不吃，只會減損自己的飲食多元性，人生也少了許多樂趣，何苦來哉？

「You are what you eat.」的確，人如其食。我們吃進的每一口食物，深深影響身體的健康及體態。因此，除了臨床治療、充足的運動與睡眠、慢性疼痛病人更應正視飲食的影響力，適時、適量、均衡、完整地接受上天的恩賜，讓食物療癒疼痛與身心靈，進一步打造你的無痛體質。

用疼痛日記和慢性疼痛直球對決 //////

遠離慢性疼痛不是夢

慢性疼痛，是「先天基因體質」和「後天環境壓力」交織而成的複雜病況，儘管多數不會影響生命，但它造成的失能、對生活品質的衝擊，許多病人覺得比失去生命還更難受。

脫離慢性疼痛，評估與追蹤很重要

由於慢性疼痛對健康的影響是如此全面性的，因此，慢性疼痛的完整治療計畫，除了臨床藥物治療（第 8 堂課）、非藥物治療（第 9 堂課）、日常保健（第 10-13 堂課）三大支柱外，一開始的衛教，讓病人知道病況的成因，然後醫病共同擬定治療目標，還有治療三大支柱後的成效評估與追蹤更是重要。

圖一是整個慢性疼痛的治療架構，需強調的是，圖中的「訂定治療目標→治療三大支柱→治療成效評估與追蹤」是一個動態循環與調整的過程。隨著治療的進展，病人達成初步成效後，我們會訂定新的治療目標，然後持續追蹤與評估，反覆此一循環，直至病人脫離慢性疼痛。

在此一循環過程中，疼痛日記是最客觀、最可靠的評估依據。本書的最後一章，我們就要來談談遠離慢性疼痛的管理心法：如何透過疼痛日記，客觀分析慢性疼痛，同時訂定合理的治療目標，配合日常保健的習慣內化，最終改變認知、戰勝慢性疼痛！

圖一、慢性疼痛的治療架構

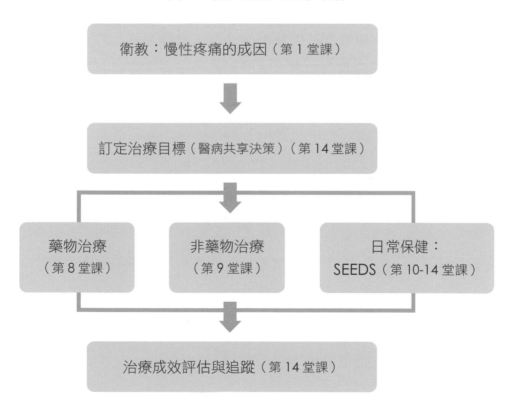

疼痛日記不只是疼痛的日記

慢性疼痛的治療並不是短時間就可以完成，在這個持續數月甚至更久的過程中，疼痛日記便是扮演醫病之間溝通的重要工具。在我剛開始主治慢性疼痛的前幾年，日記記錄的功效，我還半信半疑。病人有寫沒寫，我也沒有特別要求。然而，這麼多年下來，疼痛日記確實幫助了許多病人更有效率的提昇治療成效、脫離疼痛深淵，我想說的是，日記管理，就像寫企劃書，讓你更踏實，有寫就好了一半！

寫日記有三大目的。**1、客觀記錄各項疼痛變數**，如疼痛程度、範圍、相關症狀等等。日記是瞭解疼痛型態最可靠的依據，不論是紙本日記、電子版日記或醫療院所開發的 APP 均可。目前許多疼痛研究，在可信度的基本要求下，也要求病人用日記的方式呈現自身的疼痛變化。相信我，人的記憶時有偏差，更別說慢性疼痛病人，在專注力受疼痛干擾之下，記憶更不牢靠。疼痛在治療過程中的變化情形，沒有日記，大概只能憑印象給個整體的評估，也無法可靠得知什麼時候疼痛開始改善或退步。有了日記，病人才也會清楚知道自己控制、改善的狀況，對於治療會更有信心及耐心。

2、驗證疼痛的誘發或緩解因子。慢性疼痛受到許多因素的交互影響。當懷疑某些因素會加重或緩解疼痛，可能無法只靠一次的記錄遽下結論，容易流為誤判。唯有經過日記記錄的反覆驗證，才能進一步確認。例如：月經是否誘發偏頭痛？靠日記最準。壓力變化是否影響慢性疼痛？唯有每天記錄壓力感受與疼痛強度一段時間，才能判斷有據。失眠是否加重疼痛？只要每天順手記錄睡眠品質，再和第二天的疼痛程度比對，一目瞭然。最困難的是食物，若懷疑特定食物是誘因，可能還要把其他一起飲食一併詳細記錄才好判斷。印象很深的是，有病人說他一吃乳酪就頭痛。結果我請他連續紀錄一段時間後，才發現紅酒是元兇，他之後避開紅酒，頭痛也少了許多。當然，和健康相關的一次性事件，也都可以記錄在日記中，方便比對日後是否影響疼痛。例如：何時打了疫苗、或者確診其他疾病等等。

3、監測用藥、依從性與日常保健。今天例行性的藥物吃了沒？有沒有因為疼痛惡化吃止痛藥甚至到醫療院所打針？止痛藥有效嗎？這些門診追蹤需要的重要資料，如果日記詳實記載，門診追蹤調藥就能超有效率。另外，**日記還有一種神奇魔力**，能協助病人落實日常保健，尤其是運動。「有確實運動，才能在日記上這欄打鉤。」許多病人一聽，為免日記空白，下次回診被念，多少會動一些，才能在日記

上留下光榮記錄，這是剛看診病人的常態。然而，當病人持續在運動那欄打鉤，同時感受到疼痛進步，看著日記，許多病人告訴我，「超有成就感的！」。甚至許多病人，到後來再也不用日記提醒，每天快走或慢跑半小時，已內化為日常習慣。

總結一下，疼痛日記有以下幾個記錄要點，可參考本書**附件**的日記版本：

1、日期：

可在日期上加註月經來潮、看診或其他和健康有關的重要事件如打疫苗、確診流感等等。

2、疼痛的部位、時間（持續幾小時）、和強度：

強度的部分需要量化，可以用 0（完全不痛）、1（小痛）、2（中痛）、3（大痛）來表示；也可以用 0（完全不痛）到 10（可想像最嚴重的痛）來表示。如果很難想像什麼是 10 分痛，女性也許可以把它想成生小孩的痛，男性可以把它想成手被門夾傷的痛。

3、疼痛的相關症狀（附件日記未列出）：

這對慢性偏頭痛等性質多變的慢性疼痛特別重要，例如，這次的偏頭痛發作有沒有搏動感、噁心、嘔吐、怕光、怕吵等症狀。

4、疼痛的誘因：

包括前晚的睡眠品質和當天的壓力指數等，可以量化註記在日記中。若有其他可能加重（或緩解）疼痛的因子如天氣變化、特定食物等，也可以用文字敘述於日記中方便日後反覆比對。

5、治療依從性：

藥物與非藥物治療，尤其是運動是否規律進行，也是日記的一大重點。每天該吃的神經穩定劑吃了嗎？有照醫師建議的強度運動了嗎？做到才可以打鉤，確保沒有遺漏。

6、是否吃止痛藥：

慢性疼痛如果長期規律服用神經穩定劑，一般很少需要額外再吃止痛藥。除了疼痛強度的連續記錄外，在日記記錄吃止痛藥的頻率，可以忠實反映疼痛反彈惡化的情況。若和第4項的誘因比對，可以分析疼痛惡化的可能誘因。

利用疼痛日記加強治療的信心

其實，疼痛日記沒有固定格式。本書附件的日記，只是一個基本款的建議，你可以自由改造。有些病人會把身體其他不適也記在日記上，例如不寧腿、腸躁症等慢性疼痛相關的共病症，也有人會記錄心情變化，更有人會記錄自己治療期間觀察到的種種細微變化。就像纖維肌痛症，症狀相當多樣化，除了一痛、二累、三失眠、四健忘、五憂鬱以外，還有乾眼症、對氣候敏感等等多樣化的表現。

許多纖維肌痛症的病人會挫折於治療初期，疼痛的強度改善不多，但是，如果把多樣化的症狀一併記錄，許多病人會很開心發現，原來我睡眠改善了，原來我比較不會恐慌了，原來我比較有活力了……等種種非疼痛指標的改善，也對後續的治療更具信心。

反之，也不要讓日記帶給你壓力。要記得，日記就是溝通的工具，不需要造假，不需要美化，只要忠實記錄，對自己負責就好。更不用糾結於到底是哪些誘發因子造成疼痛惡化，還是這些因子造成的心理壓力？如果日記會帶給你這些杞

人憂天式的糾結與壓力，那還不如不要日記，直接配合醫師治療即可。「放輕鬆！」其實，人生無法盡如人意。即使明知睡不好會大痛，有時就是不得已，大不了明天吃個止痛藥不就得了？慢性疼痛不會因為一天的疏忽就改變了病程。但是，日記可以提醒你，讓你完善每天該做的功課，安穩睡覺去。等到你對藥物療效、疼痛誘因與治療依從性都有把握時，日記也可以退位了。

利用疼痛日記把保養對策內化為習慣

在暢銷書《原子習慣》中提到，目標只是一種短暫的狀態改變，用來確定方向，重點在我們達成目標的過程中，是否建立起有效的習慣系統。以減重為例，如果你沒有養成均衡飲食、規律運動的健康生活型態，成功減重恐怕只是暫時性的目標達成，復胖者比比皆是。因此，作者詹姆斯・克利爾（James Clear）要大家專注於「過程」，也就是好習慣的養成，不要太專注於「目標」。畢竟，成功者與失敗者，不都抱著同樣的目標（減重）？但誰決定了成功與否？其實是過程（是否養成健康生活型態的好習慣）。

至於好習慣如何養成，書中提到4個法則：1、讓提示顯而易見；2、讓習慣有吸引力；3、讓行動輕而易舉；4、讓獎賞令人滿足。其

中的法則 4，作者建議運用日記等各種追蹤工具，記錄習慣的執行情形，也就是「為你的努力提供視覺證明，讓自己知道已經走了多遠」，然後不要中斷。看著治療改善的成果增長，堅持下去的可能性就會更高。

的確，疼痛日記，就是疼痛的實況視覺記錄。要戰勝慢性疼痛，前面幾堂課都一再強調日常保健，也就是「SEEDS」的重要性（請見表一）。日常保健看似簡單，沒什麼高深的原理，但也是慢性疼痛治療最難落實的一環，遠比規則服藥難多了。為什麼？因為要病人改變維持多年、僵固性的生活習慣，談何容易。

要克服這種困難，最簡單的方式，就是像《原子習慣》一書的建議：**改變身分認同，並把這些保養對策內化為習慣。**以運動為例，所謂的「改變身分認同」，就是要慢性病人明瞭，未來的自己，要切換為運動員模式，避免久坐，而且規律運動，才有脫離藥物控制、奪回人生主導權的機會。病人一旦認同運動員的身分模式，就容易把每天運動內化為習慣，實行起來就不會耗損大腦的專注力，潛意識中就能確實完成，不會增加體感痛苦指數。這就是為什麼我都跟病人說，運動最好每天、養成習慣。這樣，你才不會在拿起跑鞋時，猶豫昨天是否已經運動過，今天可以偷懶一下，最終運動中斷。

當然，一個好習慣的養成並不容易。《原子習慣》除了提示上述

四個法則，還針對最困難的初始階段，強調「最小努力原則」。也就是一開始不要立下太高的目標，**重點在開始重覆做**。以運動為例，做一次伏地挺身也行，跑幾步也行，甚至剛開始有拿出跑鞋穿上就算。其實，這每次的行動，都是在為了新的身分（運動員）投票，投多了，就會改變自己的認同。

　　有了無痛的開始，接著就是累積足夠的微小行動，也就是會一直被執行的習慣，只要每天進步 1%，一年 365 天下來，你就會進步 37 倍，最終朝目標前進。有了這種習慣養成的內化過程，目標一旦達成，就不會得而復失，因為，身分的認同已被習慣重塑。換句話說，要改變你是什麼樣的人，最實際的方法就是改變你做的事。習慣就是通往身份轉變的道路。

　　我們曾在第 10 堂課討論壓力時，將慢性疼痛拆解為身心靈三個構面。在這最後一堂課，我們再利用下頁表一，總結慢性疼痛在這三構面的相關症狀、成因和壓力因子，並針對這些問題的根源提出保養對策。無論你是想擺脫多年的慢性疼痛，或是想為未來打造無痛體質，都可以照本書第 10 到第 14 堂課的提示，開始動起來，然後每天調整一點、進步一點，若能配合日記記錄，會更有成就感。每天都為 SEEDS 的落實多做一點，日積月累，等到這些好習慣內化，無痛體質的健康身分將保護你一生不再慢性疼痛！

表一、解構慢性疼痛的身心靈：症狀、成因、壓力因子與保養對策

疼痛的構面	慢性疼痛相關症狀或表現	症狀成因	壓力因子	保養對策（SEEDS*）
身 bio	持續性疼痛、疲累、失眠	發炎、神經傳導物質和敏感度失調、可塑性改變	失眠、久坐欠缺運動、營養失衡、肥胖	第 11 堂課：睡眠（S） 第 12 堂課：飲食（E） 第 13 堂課：運動（E） 第 14 堂課：日記（D）
心 psycho	憂鬱焦慮、記憶變差等認知功能改變	負面情緒	兒時逆境、重大身心創傷、長期自覺身體不適	第 10 堂：心理層面的壓力管理（S）
靈 social	社會支持不足	過度警覺、疼痛恐懼、災難化思考	逃避和退縮	第 10 堂課：靈性層面的壓力管理（S）-- 藝術創作、宗教信仰、社會連結

SEEDS: Sleep, Eat, Exercise, Diary, Stress（詳見內文說明）

我也靠著這些健康習慣的內化，最終走出了纖維肌痛症，你一定要試試看！

改變認知，消除未知恐懼，帶著安全感前進！

最後，我們要來談談認知的角色。在第 1 堂課，我們提到慢性疼痛，其實是一種「沒有傷口的痛」。嚴格來說，因為，急性損傷的傷口早已癒合，能讓個體持續疼痛困擾的，主要來自大腦的重塑，也就是在疼痛持續過久之後，大腦結構與功能的改變。我們可以說，急性疼痛來自於身體組織的損傷，大腦出於**保護**（個體避開危險）的本能才產生的知覺。相較之下，慢性疼痛，身體已無損傷，慢性疼痛的知覺來自大腦的**過度保護**。

大腦為什麼要過度保護？如果結合前面幾堂課一再強調的「慢性疼痛＝壓力」的重要概念，我們可以白話的說，因為壓力讓大腦欠缺**安全感**。沒有安全感，大腦會對身體細微的改變或不適更敏感，唯恐保護個體的提醒不夠強烈；沒有安全感，大腦會重塑情緒神經網路，尤其是掌管情緒的杏仁核，讓個體更神經質、更焦慮、更恐懼；沒有安全感，大腦會重塑額葉皮質區，造成個體更逃避、更退縮、更僵化，除避免主動求變導致受傷，同時引發災難化思考，讓恐懼更形強化。

因此，慢性疼痛比較像是一種虐心的「苦」，而不是「痛」。

講到恐懼，科幻小說家 H. P. Lovecraft 曾說過：人類最古老，最強烈的情緒是恐懼。而最古老，最強烈的恐懼，是對未知的恐懼。因此，了解**慢性疼痛背後的大腦機制，其實是出於善意的過度保護，而不是真的身體組織有所損傷**，這點非常重要。就像《疼痛大解密》一書中所說的：「疼痛總是保護我們，並不是大魔王。」認清此點，就能消除對慢性疼痛的未知與恐懼，從而找回大腦欠缺的安全感。**安全感，是走出慢性疼痛的重要關鍵！**

因此，我在門診都會衛教病人，希望能重塑他們對慢性疼痛的誤會。當病人瞭解，慢性疼痛是「習得」的疼痛，源自大腦出自善意但矯枉過正的過度保護作用，病情也好了一半！只要病人能把慢性疼痛從威脅與危險的觀點，轉移為保護與安全，如此個人就能從恐懼與絕望，變成自信與希望。

除了衛教，我也在門診花許多時間和病人聊聊運動的狀況，其實目的也在幫助病人找回大腦的安全感。運動本身就能紓壓、提振情緒、強化安全感。當病人和我分享日記中不斷積累的運動紀錄，許多人終能體會，雖然疼痛還在，但自己的體能原來持續在精進當中。這種成就感，會讓大腦倍感安全，因為身體肯定是沒有潛在損傷的。

書寫到最後，我才發現，原來自己門診大部分的時間，都花在改變病人的認知，找回病人的安全感！

永遠保持希望，你一定會好！

在這最後一堂課，我們討論的重點，就是慢性疼痛的管理心法。從教育、目標設定、日記管理、養成習慣、到最後的認知改變、找回安全感。慢性疼痛的療癒過程，是一個不算短的過程，難免會孤單、難免會挫折，要克服這點，最好的做法，就是時時感恩，永保希望。

要**時時感恩**，因為全球有將近 1/5 和你一樣慢性疼痛的人，你一點都不孤單。即使你沒有親朋好友的陪伴、醫療團隊的陪伴、至少你有本書的陪伴。再說，慢性疼痛也不是世界末日。你應該開心，你的大腦超級盡責，時時提醒你不要受傷，只是保護有點過了頭罷了。

要**永保希望**，因為就像第 10 堂所說的，這個熱心的大腦，可能深具藝術創作或其他天分。因此，在疼痛療癒的過程中不要放棄自我探索，好好認識自己的天賦，灌注熱情，讓它變成你的天命，那麼，慢性疼痛就是來自天使的祝福，而不是魔鬼的詛咒。

「你一定會好！」這是我在門診最常講的話之一。看完本書，希望你信心滿滿，邁向康復之路！

我的疼痛日記（　　年　　月）

（月經或其他健康事件請標記）

日期			1	2	3	4	5	6	7	8	9	10	11	12	13
哪裡痛？（請打✓）		頭頸													
		前胸／腹													
		後背／腰													
		右上肢（含右肩）													
		右下肢（含右臀）													
		左上肢（含左肩）													
		左下肢（含左臀）													
疼痛的時間（小時數）															
疼痛的強度（無 0-10 極痛）															
前晚睡眠品質（極差 0-10 極好）															
壓力指數（無 0-10 極大）															
其他疼痛誘因（有請註明）															
是否吃神經穩定劑															
是否吃止痛藥（種類／有效否）															
有無運動（種類／時間）															

14	15	16	17	18	19	20	21	22	23	24	25	26	27	28	29	30	31

MEMO

_____

_____

_____

_____

_____

_____

_____

_____

_____

_____

_____

Dr. Me 健康系列 200

全彩圖解 終結慢性疼痛的 14 堂自救必修課

作　　者／陳韋達
選　　書／林小鈴
主　　編／梁瀞文

行銷經理／王維君
業務經理／羅越華
總 編 輯／林小鈴
發 行 人／何飛鵬
出　　版／原水文化
　　　　　台北市南港區昆陽街 16 號 4 樓
　　　　　電話：（02）2500-7008　　傳真：（02）2502-7676
　　　　　E-mail：H2O@cite.com.tw　部落格：http://citeh2o.pixnet.net/blog/
發　　行／英屬蓋曼群島商家庭傳媒股份有限公司城邦分公司
　　　　　台北市南港區昆陽街 16 號 8 樓
　　　　　書虫客服服務專線：02-25007718；25007719
　　　　　24 小時傳真專線：02-25001990；25001991
　　　　　服務時間：週一至週五上午 09:30 ～ 12:00；下午 13:30 ～ 17:00
　　　　　讀者服務信箱：service@readingclub.com.tw
劃撥帳號／ 19863813；戶名：書虫股份有限公司
香港發行／城邦（香港）出版集團有限公司
　　　　　香港九龍土瓜灣土瓜灣道 86 號順聯工業大廈 6 樓 A 室
　　　　　電話：(852)2508-6231　傳真：(852)2578-9337
　　　　　電郵：hkcite@biznetvigator.com
馬新發行／城邦（馬新）出版集團 Cite (M) Sdn Bhd
　　　　　41, Jalan Radin Anum, Bandar Baru Sri Petaling,
　　　　　57000 Kuala Lumpur, Malaysia.

插　　畫／黃建中
封面、內頁設計／李京蓉
封面、內頁攝影／ Studio X 梁忠賢
製版印刷／卡樂彩色製版印刷有限公司
初　　版／ 2024 年 5 月 16 日
初版 4.2 刷／ 2024 年 7 月 16 日
定　　價／ 520 元

國家圖書館出版品預行編目 (CIP) 資料

全彩圖解 終結慢性疼痛的 14 堂自救必修課 / 陳韋達著 .
-- 初版 . -- 臺北市 : 原水文化出版 : 英屬蓋曼群島商家庭傳
媒股份有限公司城邦分公司發行 , 2024.04
　　面；　公分 . -- (Dr.Me 系列；HD0200)
　ISBN 978-626-7268-85-8(平裝)

1.CST: 疼痛醫學 2.CST: 慢性疾病

415.942　　　　　　　　　　　　　113004354